Endodontia Laboratorial e Clínica

Nota: A medicina é uma ciência em constante evolução. À medida que novas pesquisas e a experiência clínica ampliam o nosso conhecimento, são necessárias modificações no tratamento e na farmacoterapia. O autor desta obra consultou as fontes consideradas confiáveis, em um esforço para oferecer informações completas e, geralmente, de acordo com os padrões aceitos à época da publicação. Entretanto, tendo em vista a possibilidade de falha humana ou de alterações nas ciências médicas, os leitores devem confirmar estas informações com outras fontes. Por exemplo, e em particular, os leitores são aconselhados a conferir a bula de qualquer medicamento que pretendam administrar, para se certificar de que a informação contida neste livro está correta e de que não houve alteração na dose recomendada nem nas contraindicações para o seu uso. Esta recomendação é particularmente importante em relação a medicamentos novos ou raramente usados.

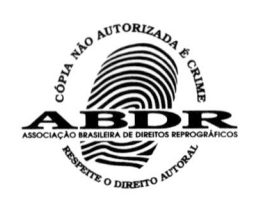

E56   Endodontia laboratorial e clínica / organizadores, Léo Kriger, Samuel Jorge Moysés, Simone Tetu Moysés ; coordenadora, Maria Celeste Morita ; autor, Carlos Estrela. – São Paulo : Artes Médicas, 2013.

160 p. : il. color. ; 28 cm. – (ABENO : Odontologia Essencial: parte clínica)

ISBN 978-85-367-0195-0

1. Endodontia. 2. Doenças do dente. 3. Polpa do dente. I. Kriger, Léo. II. Moysés, Samuel Jorge. III. Moysés, Simone Tetu. IV. Morita, Maria Celeste. V. Estrela, Carlos.

CDU 616.314.18

Catalogação na publicação: Ana Paula M. Magnus – CRB 10/2052

SÉRIE ABENO

Odontologia Essencial
Parte Clínica

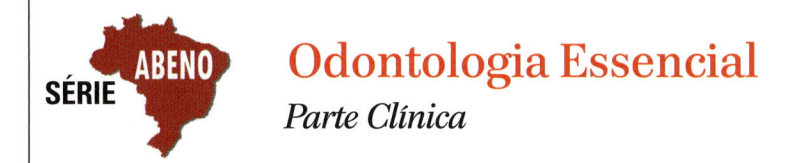

organizadores da série
Léo Kriger
Samuel Jorge Moysés
Simone Tetu Moysés

coordenadora da série
Maria Celeste Morita

Endodontia Laboratorial e Clínica

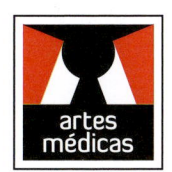

artes médicas
2013

Carlos Estrela

© Editora Artes Médicas Ltda., 2013

Diretor editorial: *Milton Hecht*
Gerente editorial: *Letícia Bispo de Lima*

Colaboraram nesta edição:
Editora: *Caroline Vieira*
Assistente editorial: *Carina de Lima Carvalho*
Capa e projeto gráfico: *Paola Manica*
Processamento pedagógico e preparação de originais: *Silvia Spada*
Leitura final: *Laura Ávila de Souza*
Editoração: *Acqua Estúdio Gráfico*

Reservados todos os direitos de publicação à
EDITORA ARTES MÉDICAS LTDA., uma empresa do GRUPO A EDUCAÇÃO S.A.

Editora Artes Médicas Ltda.
Rua Dr. Cesário Mota Jr., 63 – Vila Buarque
CEP 01221-020 – São Paulo – SP
Tel.: 11.3221.9033 – Fax: 11.3223.6635

É proibida a duplicação ou reprodução deste volume, no todo ou em parte,
sob quaisquer formas ou por quaisquer meios (eletrônico, mecânico, gravação,
fotocópia, distribuição na Web e outros), sem permissão expressa da Editora.

Unidade São Paulo
Av. Embaixador Macedo Soares, 10.735 – Pavilhão 5 – Cond. Espace Center
Vila Anastácio – 05095-035 – São Paulo – SP
Fone: (11) 3665-1100 Fax: (11) 3667-1333

SAC 0800 703-3444 – www.grupoa.com.br

IMPRESSO NO BRASIL
PRINTED IN BRAZIL

Autor

Carlos Estrela Professor titular da disciplina de Endodontia da Faculdade de Odontologia da Universidade Federal de Goiás (UFG). Professor livre-docente da disciplina de Endodontia da Faculdade de Odontologia de Ribeirão Preto da Universidade de São Paulo (FORP/USP). Pesquisador 1B do CNPq. Especialista em Endodontia pela Associação Brasileira de Odontologia, GO. Mestre em Endodontia pela Universidade Federal de Pelotas (UFPel), RS. Doutor em Endodontia pela USP.

Organizadores da Série Abeno

Léo Kriger   Professor de Saúde Coletiva da Pontifícia Universidade Católica do Paraná (PUCPR). Mestre em Odontologia em Saúde Coletiva pela Universidade Federal do Rio Grande do Sul (UFRGS).

Samuel Jorge Moysés   Professor titular da Escola de Saúde e Biociências da PUCPR. Professor adjunto do Departamento de Saúde Comunitária da Universidade Federal do Paraná (UFPR). Coordenador do Comitê de Ética em Pesquisa da Secretaria Municipal da Saúde de Curitiba, PR. Doutor em Epidemiologia e Saúde Pública pela University of London.

Simone Tetu Moysés   Professora titular da PUCPR. Coordenadora da área de Saúde Coletiva (mestrado e doutorado) do Programa de Pós-graduação em Odontologia da PUCPR. Doutora em Epidemiologia e Saúde Pública pela University of London.

Coordenadora da Série Abeno

Maria Celeste Morita   Presidente da Abeno. Professora associada da Universidade Estadual de Londrina (UEL). Doutora em Saúde Pública pela Université Paris, França.

Conselho editorial da Série Abeno
Maria Celeste Morita, Léo Kriger, Samuel Jorge Moysés, Simone Tetu Moysés, José Ranali, Adair Luiz Stefanello Busato.

Prefácio

Todo livro tem em seu interior uma energia própria, que permite uma liberdade de reflexão. *Endodontia laboratorial e clínica* dá continuidade a um trabalho científico e técnico acerca dos procedimentos operatórios envolvidos no tratamento dos canais radiculares. Todas as particularidades necessárias ao moderno conceito e a operacionalização dos procedimentos endodônticos foram aqui cuidadosamente elaboradas, utilizando estratégias que facilitam o aprendizado.

Dessa forma, considerando o contexto essencial da odontologia no trabalho estruturado e desenvolvido pela Associação Brasileira de Ensino Odontológico (Abeno), a endodontia poderá ser bem-planejada e desenvolvida.

Para que este livro se concretizasse, muitas pessoas foram importantes: quero agradecer aos meus filhos (Lucas, Matheus, Maria Cristina e Pedro) e a você, Cyntia, por todo o apoio, incentivo e dedicação voltados às nossas conquistas. Aos meus pais, por todas as oportunidades. Aos meus guardiões sempre presentes e solícitos. Aos meus mestres (muitos), que também sempre estarão presentes em minha vida. A atenção, o carinho e a convivência dos amigos Ana Helena, Daniel, Hugo e toda a turma da pós-graduação.

Agradeço, ainda, ao editor da Artes Médicas, Sr. Milton Hecht, e aos coordenadores da Série Abeno, pela confiança e oportunidade; e também pela disposição e profissionalismo.

Carlos Estrela

Sumário

1 | **Planejamento endodôntico** *11*

2 | **Preparo coronário e esvaziamento do canal radicular** *23*

3 | **Irrigante endodôntico** *37*

4 | **Medicação intracanal** *49*

5 | **Preparo do canal radicular** *65*

6 | **Obturação do canal radicular** *81*

7 | **Retratamento do canal radicular** *93*

8 | **Estruturação do diagnóstico endodôntico** *113*

9 | **Diagnóstico e tratamento das alterações da polpa dentária** *127*

10 | **Diagnóstico e tratamento da periodontite apical** *139*

Referências *153*

Recursos pedagógicos que facilitam a leitura e o aprendizado!

OBJETIVOS DE APRENDIZAGEM	Informam a que o estudante deve estar apto após a leitura do capítulo.
CONCEITO	Define um termo ou expressão constante do texto.
LEMBRETE	Destaca uma curiosidade ou informação importante sobre o assunto tratado.
PARA PENSAR	Propõe uma reflexão a partir de informação destacada do texto.
SAIBA MAIS	Acrescenta informação ou referência ao assunto abordado, levando o estudante a ir além em seus estudos.
ATENÇÃO	Chama a atenção para informações, dicas e precauções que não podem passar despercebidas ao leitor.
RESUMINDO	Sintetiza os últimos assuntos vistos.
🔍	Ícone que ressalta uma informação relevante no texto.
⚡	Ícone que aponta elemento de perigo em conceito ou terapêutica abordada.
PALAVRAS REALÇADAS	Apresentam em destaque situações da prática clínica, tais como prevenção, posologia, tratamento, diagnóstico etc.

Planejamento endodôntico

O tratamento endodôntico é constituído por importantes fases que, se perfeitamente executadas, favorecem a obtenção de melhores resultados.

A **educação permanente** mantém o profissional atualizado, possibilita a disciplina e o habilita a vencer os desafios diários da profissão.[1]

As estimativas de sucesso endodôntico variam nas diferentes populações estudadas, especialmente em virtude dos métodos e dos critérios de avaliação utilizados. A execução correta das fases do tratamento endodôntico influencia de forma positiva o sucesso dos resultados.[1]

Deve-se considerar que as condições pulpares prévias interferem diretamente no prognóstico. As patologias pulpares e periapicais não devem ser analisadas de forma isolada, pois podem ser alteradas pelas condições sistêmicas do indivíduo. A resposta biológica do hospedeiro (inflamatória e imunológica) representa o gerenciador que influencia diretamente os resultados do tratamento endodôntico.[2]

Vários fatores contribuem para a perfeita realização do tratamento endodôntico, entre os quais se destacam:

- a correta determinação do diagnóstico, que representa o princípio básico do tratamento;
- a seleção de casos, que permite sugerir a previsibilidade de resultados;
- o controle de infecção, o qual sinaliza fatores de risco que podem alterar o trajeto natural de reparação;
- o planejamento, que permite racionalizar as etapas operatórias;
- a obediência aos princípios biológicos e mecânicos do preparo do canal radicular;
- a utilização de medicamentos, materiais e técnicas biocompatíveis;
- a restauração adequada do dente;
- o controle pós-tratamento (Fig. 1.1).[1]

OBJETIVOS DE APRENDIZAGEM

- Planejar o tratamento endodôntico
- Avaliar as alterações pulpares e/ou periapicais
- Esquematizar os passos operatórios necessários

LEMBRETE

O planejamento endodôntico realizado a partir da organização funcional facilita o desenvolvimento lógico de cada etapa operatória.

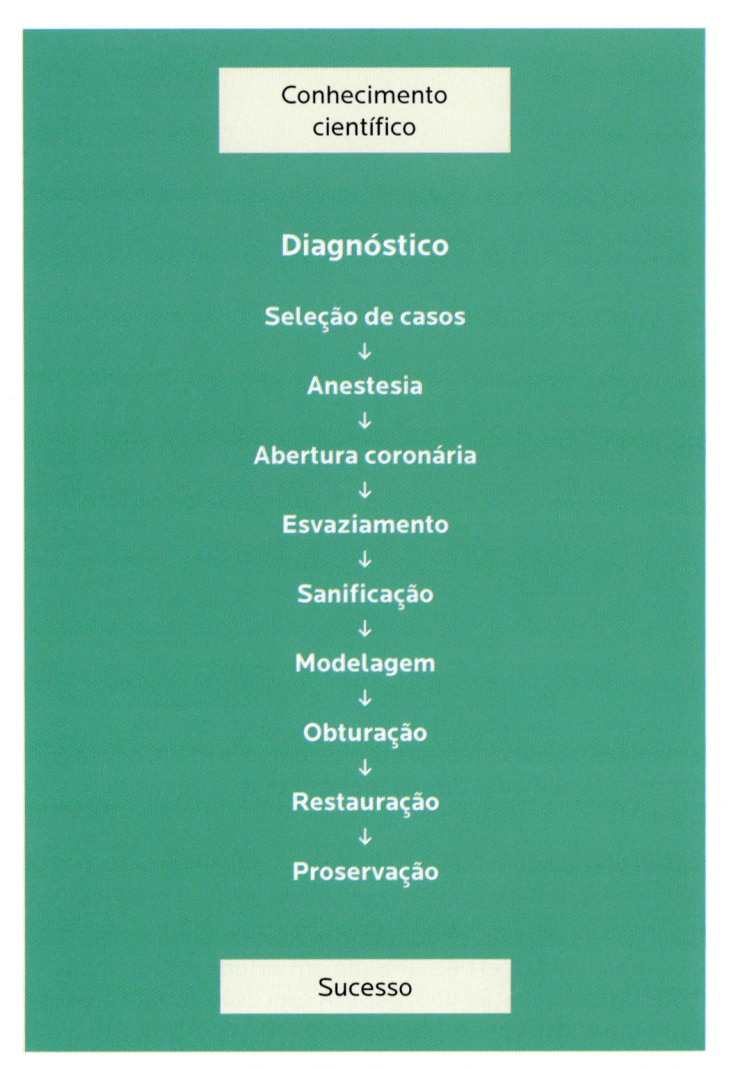

```
        Conhecimento
         científico

          Diagnóstico

        Seleção de casos
               ↓
           Anestesia
               ↓
        Abertura coronária
               ↓
          Esvaziamento
               ↓
          Sanificação
               ↓
           Modelagem
               ↓
           Obturação
               ↓
          Restauração
               ↓
          Proservação

            Sucesso
```

Figura 1.1 — Etapas do tratamento endodôntico.

ESTRUTURAÇÃO DO DIAGNÓSTICO

A investigação das alterações pulpares e periapicais caracteriza um momento inicial importante para a sequência dos passos operatórios. O diagnóstico inicial, estruturado com base em características clínicas, deve ser considerado hipotético ou clínico provável. Para sua comprovação, pode ser necessária a realização de intervenção, exame microscópico e/ou exames complementares.

Para a determinação do diagnóstico clínico provável das alterações inflamatórias pulpares e/ou periapicais, deve-se ter o amparo de fases representativas, como anamnese, exame clínico, exame de vitalidade pulpar, exame radiográfico e exames complementares (Quadro 1.1).[1]

QUADRO 1.1 – RECURSOS SEMIOGÊNICOS E SEMIOTÉCNICOS PARA A ESTRUTURAÇÃO DO DIAGNÓSTICO

	Queixa principal
	História pregressa
Anamnese	História atual
(técnica de interrogatório)	História médica
	História odontológica
	Características clínicas da dor
	Inspeção
Exame físico	Exploração
(técnica de exploração)	Palpação
	Percussão
	Teste térmico
Exame de vitalidade pulpar	Teste elétrico
(técnica de estimulação)	Teste mecânico
	Outros
Exame por imagem (técnica de interpretação radiográfica)	
Exames complementares (técnica de investigação)	

DIAGNÓSTICO CLÍNICO DAS ALTERAÇÕES DA POLPA DENTÁRIA

A dor durante a determinação do diagnóstico clínico é um sintoma expressivo, contudo não permite avaliar corretamente a extensão do processo inflamatório pulpar e as possibilidades de reparação tecidual. Esse sintoma não tem correlação com o exame microscópico.

Os diferentes estágios para o diagnóstico clínico das alterações inflamatórias pulpares podem ser estruturados de acordo com o tratamento, como é descrito no Quadro 1.2. Para o tratamento da polpa dentária, especialmente a pulpotomia, Holland e Souza[3] sugeriram alguns aspectos clínicos fundamentais, os quais são apresentados no Quadro 1.3.

QUADRO 1.2 – CLASSIFICAÇÃO CLÍNICA DA INFLAMAÇÃO DA POLPA DENTÁRIA

Diagnóstico clínico	Características clínicas da cavidade	Sintoma (dor)
Pulpalgia hiper-reativa	Cavidade fechada Hiperemia/hipersensibilidade	Sintoma provocado Positiva ao TVP*
Pulpite sintomática	Cavidade fechada (inflamação pulpar)	Sintoma espontâneo Positiva ao TVP
Pulpite assintomática	Cavidade aberta Hiperplasia/ulceração pulpar (inflamação pulpar)	Sintoma provocado Pouco efetivo ao TVP
Necrose pulpar	Cavidade fechada Cavidade aberta	Ausência de sintomas TVP negativo

*TVP, teste de vitalidade pulpar.
Obs.: Considerando um quadro histopatológico, pode-se admitir a hipótese de haver inflamação pulpar com ausência de sintomatologia.

QUADRO 1.3 – ASPECTOS CLÍNICOS FUNDAMENTAIS PARA A INDICAÇÃO DA PULPOTOMIA

Sinais	Fatores favoráveis	Fatores desfavoráveis
Sangramento	Normal após o corte do tecido pulpar Cor do sangue: vermelho-vivo	Ausente Muito escuro Muito claro (amarelado)
Remanescente pulpar	Polpa consistente/corpo (resistência à ação da cureta)	Polpa sem consistência que se degrada facilmente Aspecto pastoso/liquefeito
	Quase íntegra ou com paredes espessas e resistentes	Grande destruição coronária, necessitando de colocação de retentor intracanal

Fonte: Holland e Souza.[3]

DIAGNÓSTICO DA PATOLOGIA PERIAPICAL

As patologias inflamatórias da região periapical resultam da invasão e colonização de microrganismos que, de acordo com sua especificidade, virulência e associação às respostas do hospedeiro, caracterizam as diferentes patologias inflamatórias periapicais. Frequentemente observam-se lesões periapicais de natureza inflamatória, acompanhadas ou não de sintomas (dor à palpação, dor à percussão, presença de edema, etc.).

É possível observar tanto a presença de células polimorfonucleares quanto de células mononucleares. A relação da ocorrência de inflamação de natureza aguda ou crônica nessa região pode ser clinicamente imprecisa. O profissional, na tentativa de associar as características sintomatológicas (presença ou ausência de dor) às microscópicas, talvez não consiga uma perfeita correlação. Na região periapical, tanto na fase aguda como na crônica, pode haver reabsorção óssea periapical, observada por meio de aspectos radiográficos ou microscópicos. O diagnóstico clínico das alterações periapicais pode ser estruturado de acordo com o tratamento. Os aspectos clínicos das patologias inflamatórias pulpares e periapicais estão demonstrados na Figura 1.2.[1]

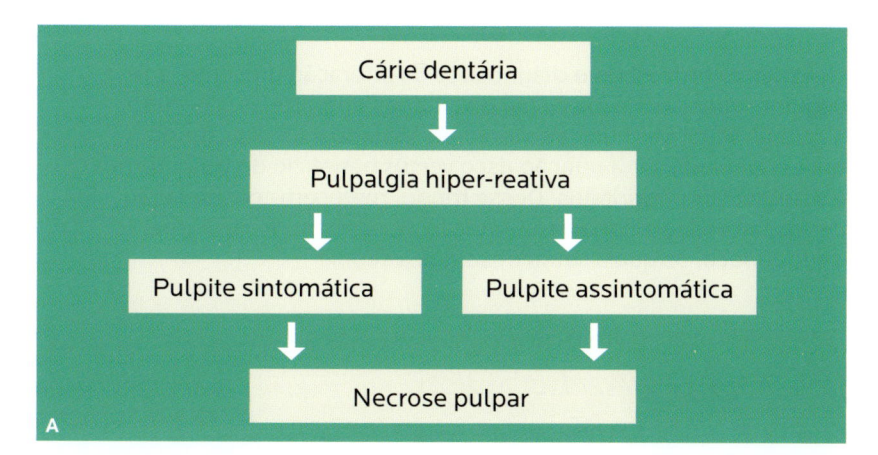

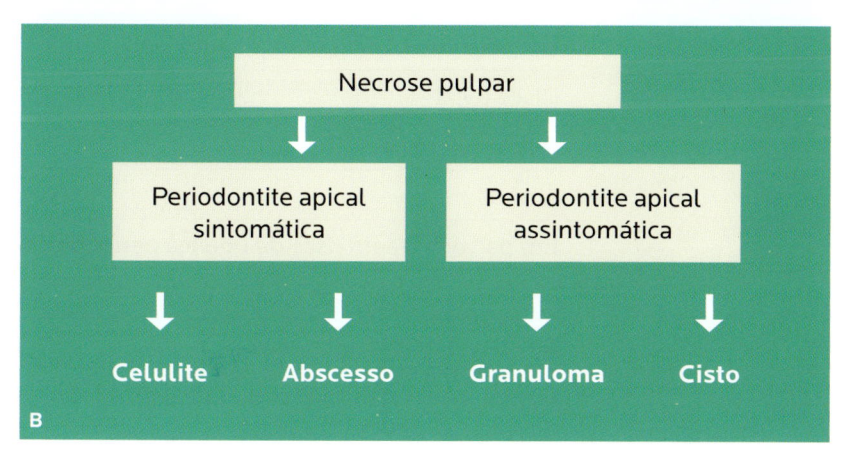

Figura 1.2 — Eventos patológicos pulpares e periapicais.

DIAGNÓSTICO DAS LESÕES ENDOPERIODONTAIS

O conhecimento das inter-relações entre endodontia e periodontia é importante para o diagnóstico e o tratamento das lesões associadas a essas duas especialidades.

A precisão do diagnóstico é essencial para evitar erros, como a indicação desnecessária de tratamento endodôntico ou até exodontias em razão de um implante.

LEMBRETE
O planejamento do tratamento odontológico deve ser discutido em nível multidisciplinar.

Em uma lesão combinada, quanto maior a prevalência da etiologia endodôntica sobre a periodontal, melhor o prognóstico, pois o ambiente endodôntico pode ter melhor controle. Nas lesões endoperiodontais em que os fatores de risco se relacionam a doenças periodontais, o prognóstico torna-se menos favorável.

O Quadro 1.4 exibe uma classificação das lesões endoperiodontais.

PLANO DE TRATAMENTO

LEMBRETE
Se o processo de sanificação e obturação do canal radicular for realizado corretamente, a lesão poderá regredir, indicando prognóstico favorável.

Uma vez determinado o diagnóstico da alteração presente, a fase seguinte consiste na execução das etapas operatórias. Contudo, algumas situações clínicas merecem cuidado especial, sendo necessário analisar a relação risco *versus* benefício do tratamento e estabelecer prioridades. Desse modo, merecem consideração certos fatores relacionados à seleção de casos para o tratamento endodôntico, os quais serão descritos a seguir.[1-13]

QUADRO 1.4 — CLASSIFICAÇÃO DAS LESÕES ENDOPERIODONTAIS

Lesão de origem endodôntica	Em paciente com risco de doença periodontal
	Risco local
	Risco sistêmico
	Ambos
	Em pacientes sem risco de doença periodontal
Lesão de origem periodontal	Devida a fator de risco local
	Devida a fator de risco sistêmico
	Devida a fator de risco local associado a fator de risco sistêmico

Fonte: Ruiz e colaboradores.[12]

SELEÇÃO DE CASOS

Diferentes fatores podem dificultar o desempenho profissional durante o tratamento endodôntico. O profissional deve observar aspectos como organização e disciplina, bem como dispor dos equipamentos adequados e dos instrumentos e materiais necessários à execução operatória do caso em questão. Entre os requisitos imprescindíveis ao bom andamento da terapêutica proposta, destacam-se tranquilidade, ambiente agradável, tempo necessário para o desenvolvimento do tratamento previsto, conhecimento técnico-científico, habilidade para a execução de determinadas técnicas operatórias e organização funcional de uma mesa operatória.

Em relação ao paciente, consideram-se os fatores sistêmicos e locais, incluindo diferentes doenças sistêmicas que merecem cuidados especiais. Alguns fatores locais podem manter o prognóstico duvidoso e/ou constituir impedimento à correta execução da técnica endodôntica, tais como:

- fatores anatomopatológicos (modificações da anatomia interna; dilacerações excessivas; calcificações da cavidade pulpar);
- fatores decorrentes de acidentes endodônticos (perda do comprimento de trabalho-degrau; perfuração radicular; fratura de instrumento endodôntico);
- retratamentos endodônticos (presença de pinos extensos; obturações com cimentos, com amálgama, ou ionômero de vidro).[1-13]

CONTROLE DE INFECÇÃO EM ENDODONTIA

O controle de infecção nas áreas da saúde, particularmente após os primeiros relatos sobre a síndrome da imunodeficiência adquirida (aids), desencadeou a adoção de uma série de medidas para se evitar a contaminação cruzada. O receio da contaminação pelo vírus da imunodeficiência humana fez com que se realizassem estudos com o objetivo de melhor esclarecer os mecanismos de patogenicidade e as alternativas mais eficazes no controle dos microrganismos.[8]

O endodontista é um dos especialistas que trabalha diretamente com o foco de infecção, em intimidade com o sistema circulatório, e pode atuar como agente disseminador de diferentes patologias. Deve-se ressaltar que, para os profissionais da equipe de saúde bucal, todos os equipamentos de proteção individual – EPIs (avental de manga longa, gorro, máscara, óculos de proteção e luvas) são essenciais ao controle da infecção cruzada e à prevenção de possíveis contaminações.

O endodontista, por trabalhar diretamente com o foco de infecção, pode atuar como agente disseminador de diferentes patologias.

ATENÇÃO

Os profissionais da equipe de saúde bucal devem usar todos os equipamentos de proteção individual.

A preocupação com o **controle de infecção** deve integrar os protocolos de atendimento clínico de todas as áreas da saúde, sem constituir privilégio especial de uma área específica.[8]

CONTRIBUIÇÃO DAS IMAGENS EM ENDODONTIA

LEMBRETE

A imagem radiográfica é indispensável à análise das estruturas dentárias no planejamento e no pré-operatório, bem como durante e após o tratamento endodôntico.

A radiologia é uma especialidade com a qual a endodontia relaciona-se de maneira direta e diária, e a constante verificação dos aspectos radiográficos integra a rotina do tratamento.

Para tanto, torna-se necessário obter imagens de boa qualidade e tecnicamente bem processadas, para que possam ser analisadas adequadamente. Os dispositivos para posicionar o filme durante as tomadas radiográficas possibilitam imagens menos distorcidas e deformadas.[1]

O conhecimento das estruturas anatômicas também é necessário, particularmente para evitar equívocos de interpretação que poderiam levar a tratamentos desnecessários. Os aspectos anatômicos podem se confundir com lesões periapicais, como o forame incisivo, o forame mentual, a própria extensão alveolar do seio maxilar, etc.

ATENÇÃO

Estruturas anatômicas podem ser confundidas com lesões periapicais.

Diferentes tipos de radiografias são descritos pela literatura, sendo algumas radiografias intrabucais bastante empregadas em endodontia (periapical, *bite-wing*, oclusal).[1, 2, 4-7] Entre as técnicas, destacam-se paralelismo, bissetriz, interproximal, oclusal, as que utilizam subtração de imagens, etc. Todavia, radiografias convencionais promovem a análise bidimensional de uma estrutura tridimensional, o que pode resultar em erros de interpretação.[5] Os sistemas de obtenção de imagens digitais têm recebido destaque e ocupado espaço cada vez maior na odontologia.

Assim, com o advento da tomografia computadorizada,[12] teve início uma revolução de informações nos estudos da área da saúde que tem contribuído para o planejamento, diagnóstico, tratamento e prognóstico de diversas patologias.[1-9] A tomografia computadorizada de feixe cônico (TCFC) é uma tecnologia desenvolvida recentemente[1-9] com potencial para aplicação em diferentes áreas de pesquisa e clínica odontológica.[1, 2, 4-7, 9]

Pode haver lesões periapicais de origem endodôntica não visíveis em radiografias convencionais.

Estudos recentes têm demonstrado a acurácia da TCFC no diagnóstico dessas lesões.[7] Novos métodos com o uso de TCFC para investigar periodontite apical e reabsorção radicular têm sido propostos, e novas ferramentas de imagens têm sido utilizadas em diversas pesquisas na área endodôntica.[1, 2, 4-7, 9]

A TCFC obtém uma imagem tridimensional na qual um novo plano é adicionado: a profundidade. Sua aplicação clínica resulta em precisão de imagem, o que conduz a diagnósticos precisos e planos de tratamentos apropriados (Fig. 1.3). A TCFC revela lesões periapicais, canais radiculares e perfurações radiculares não visíveis em radiografias convencionais.[1, 6, 7]

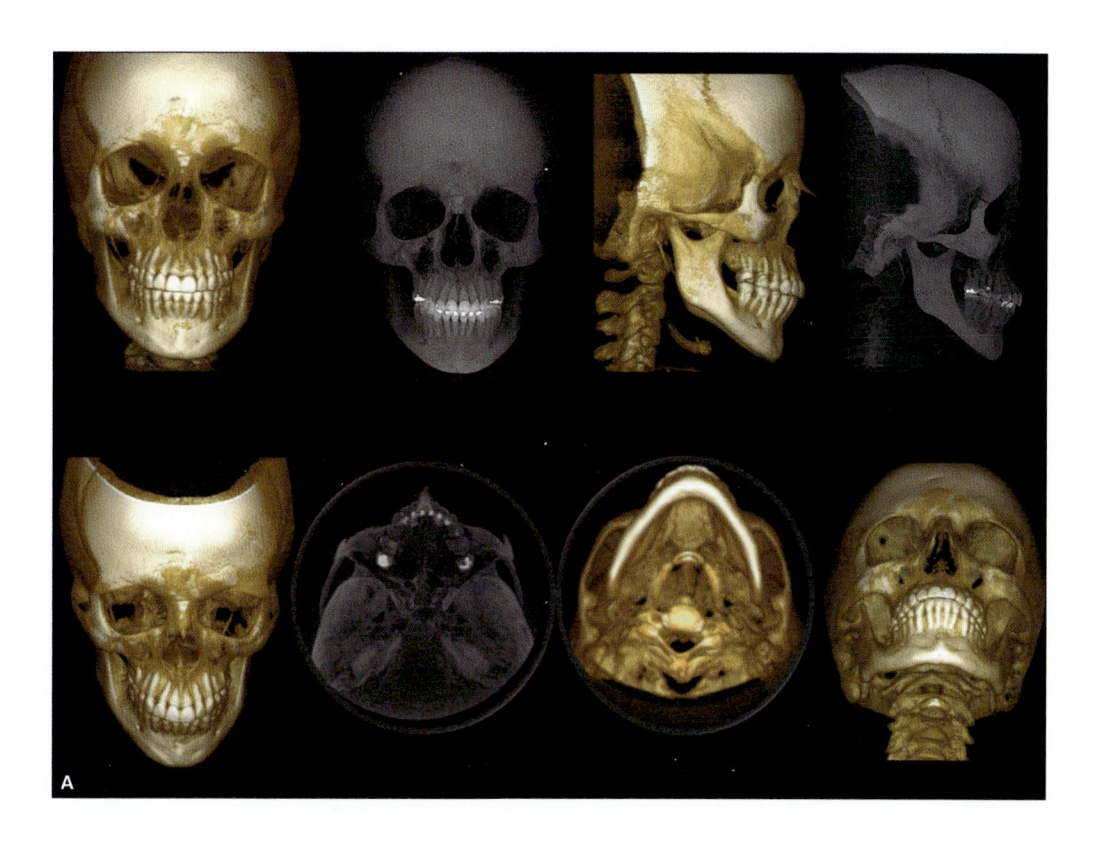

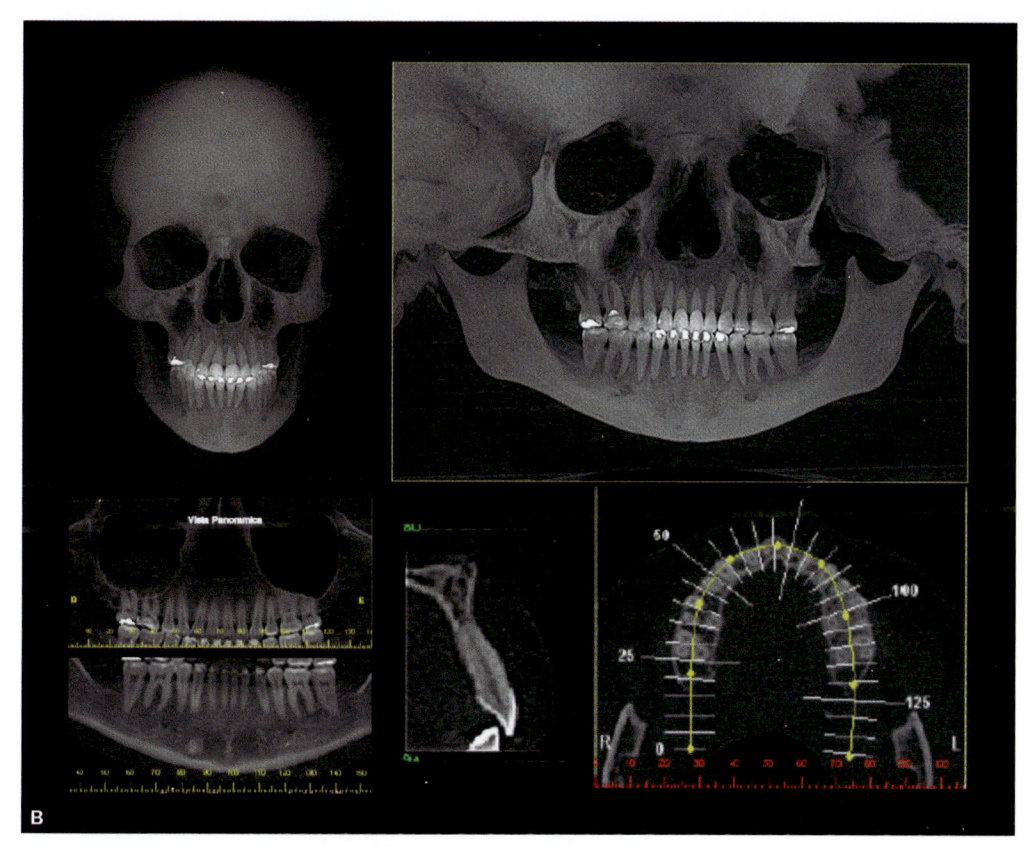

Figura 1.3 — Imagens de tomografia computadorizada de feixe cônico (TCFC) para planejamento terapêutico. (Cortesia do Dr. Olavo L. Porto)

FRACASSOS ENDODÔNTICOS

A periodontite apical representa um forte vestígio da manutenção de inflamação, geralmente decorrente de agentes infectantes oriundos do canal radicular.

Caso seja constatado o fracasso, a estruturação de um novo tratamento endodôntico constitui uma manobra complexa e requer cuidado especial. Uma vez discutidos os fatores responsáveis pelo fracasso, torna-se necessário fazer um planejamento para a execução operatória da reforma do tratamento malsucedido. Qualquer reconstrução requer muita atenção e perícia.

O novo tratamento a ser executado compõe-se quase exatamente das mesmas fases operatórias do tratamento inicial. Como primeira opção para o tratamento do fracasso endodôntico, indica-se o retratamento, que tem prognóstico menos favorável do que o primeiro tratamento. O Quadro 1.5 demonstra as causas responsáveis pelos fracassos endodônticos. O Quadro 1.6 destaca as dificuldades técnicas encontradas em todas as etapas do tratamento endodôntico.[1]

LEMBRETE

Na análise de causa e consequência, procura-se primeiro eliminar a causa aparente, como a infecção endodôntica, para então observar a regressão da consequência – a inflamação periapical.[1]

QUADRO 1.5 – CAUSAS RESPONSÁVEIS PELOS FRACASSOS ENDODÔNTICOS

Causas de origem microbiana	Fator intrarradicular	Bactérias
		Fungos
	Fator extrarradicular	Actinomicose
Causas de origem não microbiana	Fator exógeno (reação tipo corpo estranho)	Material de obturação
		Pontas de papel
	Fator endógeno	Cisto
		Cristal de colesterol

Fonte: Nair.[10]

QUADRO 1.6 — FATORES OPERATÓRIOS QUE PODEM INTERFERIR NO SUCESSO OU FRACASSO ENDODÔNTICO

Abertura e preparo coronário	Dificuldades técnicas	Acesso inadequado
		Perfuração
		Fratura de instrumento
		Presença de material restaurador
	Dificuldades anatômicas	Calcificação
		Alterações anatômicas
Preparo do canal radicular	Dificuldades técnicas	Localização do canal
		Enfraquecimento da estrutura dentária
		Presença de canal adicional
		Perda do comprimento de trabalho — degrau
		Desvio
		Transporte foraminal
		Alargamento exagerado
		Perfuração
		Fratura de instrumento endodôntico
		Sobreinstrumentação
	Dificuldades anatômicas	Canal calcificado
		Canal dilacerado
		Dente fora da posição
Obturação do canal radicular	Dificuldades técnicas	Instrumentação excessiva
		Sobreobturação
		Dor pós-operatória
		Fratura de espaçador (Lentulo)
		Cimento com presa rápida
Retratamento endodôntico	Dificuldades técnicas	Presença de pasta
		Presença de cimento
		Cone de guta-percha e cimento
		Cone de prata e cimento
		Presença de retentor intrarradicular

CONTROLE LONGITUDINAL PÓS-TRATAMENTO

LEMBRETE

Só se considera finalizado o tratamento endodôntico após a conclusão da restauração definitiva.

O resultado final do tratamento depende do fator tempo, deixando a cargo do organismo vencer as consequências das agressões, reparando os possíveis danos. O acompanhamento dos tratamentos endodônticos deve ser realizado tanto em dentes vitais como nas infecções endodônticas (Fig. 1.4).[1]

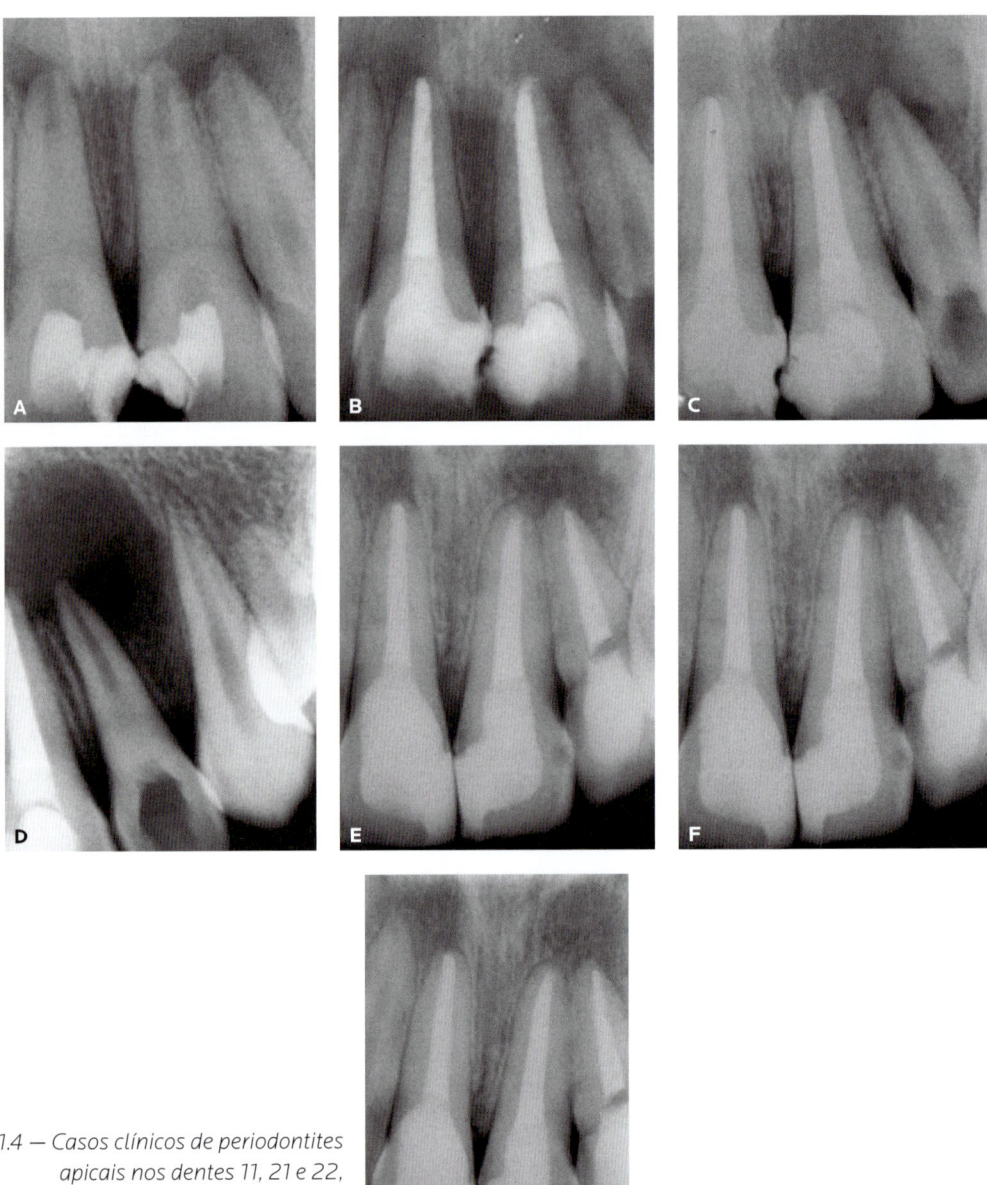

Figura 1.4 — Casos clínicos de periodontites apicais nos dentes 11, 21 e 22, com tratamento endodôntico e acompanhamento no período de 20 meses.
Fonte: Estrela.[13]

2

Preparo coronário e esvaziamento do canal radicular

O conhecimento da **anatomia dentária interna** é fundamental para a perfeita execução do processo de sanificação e modelagem do canal radicular. A estrutura anatômica da cavidade pulpar é considerada muito complexa, pois o endodontista, valendo-se dos recursos disponíveis no momento, interpreta a imagem de um plano tridimensional visualizando apenas duas dimensões.

A verificação da macroconfiguração da cavidade pulpar, ilustrada por meio de desenhos, fotografias, diafanizações (descalcificações), moldagens e cortes seriados (desgastes), pode ser ilusória, pois permite apenas uma ideia aproximada e projetada da micromorfologia interna. A microtomografia computadorizada e a tomografia computadorizada de feixe cônico (TCFC) representam preciosos recursos para o estudo das estruturas anatômicas da cavidade pulpar.[1, 2] O tratamento endodôntico envolve diferentes etapas operatórias. Um dos grandes desafios é enfrentar os formatos internos presentes nos diferentes grupos dentários, os quais não devem ser subestimados.

A literatura faz referência a vários estudos[1-17] sobre a morfologia da cavidade pulpar e suas influências no preparo dos canais radiculares. Muitas variações anatômicas podem ser encontradas, como ramificações dentárias, distúrbios de desenvolvimento, canais em forma de C, baioneta, curvaturas graduais e não graduais, calcificações, reabsorções, canais radiculares achatados, afilados ou dilacerados, etc.[4-6, 15]

OBJETIVOS DE APRENDIZAGEM

- Justificar a importância do preparo e esvaziamento do canal radicular

ATENÇÃO

A verificação da macroconfiguração da cavidade pulpar pode ser ilusória, pois permite apenas uma ideia aproximada e projetada da micromorfologia interna.

LEMBRETE

Não subestime os formatos internos dos vários grupos dentários se a meta for o sucesso do tratamento endodôntico.

CAVIDADE PULPAR

A cavidade pulpar é constituída por regiões relacionadas à coroa (câmara coronária) e à raiz (canal radicular). Na região apical da cavidade pulpar, observa-se o limite cemento-dentina-canal (limite CDC), que pode ser dividido de forma didática em regiões correspondentes ao canal dentinário e ao cementário. Hess,[6] estudando a cavidade pulpar, relatou que esta é o reflexo da forma externa do dente.

O processo de envelhecimento modifica o aspecto anatômico em virtude da contínua deposição de dentina secundária ou da formação de dentina terciária, decorrente de processos de envelhecimento ou agressão. Várias ramificações podem ser encontradas na região da raiz dentária.[13] A Figura 2.1 apresenta, de forma esquemática, as ramificações da cavidade pulpar.

Ramificações da cavidade pulpar

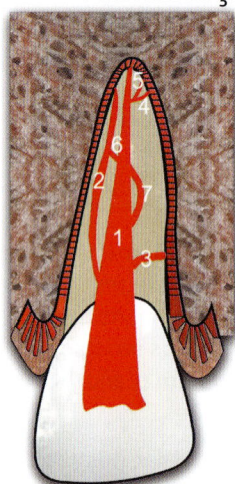

1. Canal principal
2. Canal colateral
3. Canal lateral
4. Canal secundário
5. Canal acessório
6. Intercanal
7. Canal recorrente

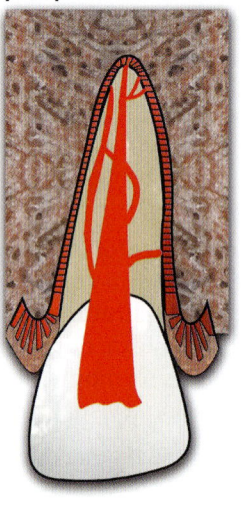

Figura 2.1 — Representação esquemática das ramificações da cavidade pulpar.
Fonte: Estrela.[17]

LEMBRETE

A cuidadosa análise da morfologia interna reforça o efetivo planejamento em busca de resultados positivos no tratamento endodôntico.

Entre os fatores que podem interferir e/ou dificultar o acesso aos canais radiculares durante a abertura coronária e o esvaziamento do canal, destacam-se nódulos na câmara coronária, calcificações, dente fora de posição e prótese unitária recobrindo totalmente a coroa. A imagem radiográfica pode auxiliar na identificação do tamanho e da forma da câmara coronária e da inclinação do dente no arco antes de se iniciar a abertura coronária.

A compatibilidade entre o tamanho da câmara coronária e o tamanho da broca é fundamental para a correta abertura coronária, possibilitando a penetração do instrumento endodôntico da forma mais direta (retilínea) e livre em todo o canal radicular. Um fator operatório prévio à abertura coronária é a remoção de qualquer tecido cariado, restauração defeituosa ou estrutura dentinária enfraquecida, o que altera a referência coronária.

Algumas situações exigem também a reconstrução coronária antes da abertura do dente. O acesso direto ao canal radicular, a eliminação completa de todo o teto da câmara coronária, o respeito ao assoalho, a não confecção de degraus nas paredes proximais da câmara coronária, a adequada seleção de brocas e a expulsividade das paredes são objetivos a serem alcançados para a perfeita abertura coronária.

O preparo coronário em dentes com coroas totais deve ser cuidadosamente realizado, uma vez que as mudanças de posição podem predispor acidentes. Mesmo em face do tratamento endodôntico de um incisivo central superior esquerdo, considerado clinicamente um dente bem posicionado e com morfologia adequada ao tratamento endodôntico, jamais se deve subestimar qualquer conduta clínica a ser instituída.

Nos Quadros 2.1 a 2.6 são apresentadas algumas considerações importantes para a abertura coronária nos diferentes grupos dentários. As Figuras 2.2 e 2.3 demonstram, por meio de representações esquemáticas, a forma final posterior às aberturas coronárias nos grupos dentários.

Considerando todo o conhecimento da anatomia da cavidade pulpar, merecem destaque os acidentes mais comuns observados durante a abertura coronária, que podem conduzir o tratamento endodôntico ao fracasso:

- manutenção de tecido cariado na câmara coronária;
- seleção incorreta do ponto de eleição para a abertura coronária;
- seleção incorreta da broca (broca de tamanho exagerado em relação ao tamanho da câmara coronária);
- erro na direção de trepanação em dentes com giroversão;
- abertura incompleta;
- manutenção de teto coronário;
- perfuração vestibular em dentes anteriores;
- perfuração do assoalho em molares;
- desgaste compensatório inadequado;
- degrau nas paredes proximais.

LEMBRETE

Jamais subestime qualquer conduta clínica a ser instituída.

QUADRO 2.1 – CONSIDERAÇÕES GERAIS SOBRE A ABERTURA CORONÁRIA PARA OS DENTES ANTEROSSUPERIORES

	Abertura coronária
Área de abordagem	Face palatina, próximo ao cíngulo.
Tipo de broca	Esférica diamantada nº 1012, 1013 ou 1014.
Direção para abertura	Broca perpendicular à face palatina; iniciado o desgaste, inclina-se a broca obliquamente ao longo eixo do dente; procede-se à abertura com remoção de todo o teto.
Forma de contorno	Reflete a forma externa do dente (triangular com base para a face incisal); forma oval; paredes proximais levemente expulsivas.
Tipo de broca	Broca cônica diamantada nº 3195/2200 (montada em micromotor).
Desgaste compensatório	Remoção da projeção palatina.
Tipo de broca	Abridor de orifício, LA Axxess, broca de Gates-Glidden nº 1,2 e de Largo nº 1.

Obs.: Broca diamantada KG Sorensen.

QUADRO 2.2 – CONSIDERAÇÕES GERAIS SOBRE A ABERTURA CORONÁRIA PARA OS PRÉ-MOLARES SUPERIORES

Abertura coronária	
Área de abordagem	Face oclusal, centro do sulco mesiodistal (MD).
Tipo de broca	Esférica diamantada nº 1011 ou 1012.
Direção para abertura	Broca em sentido do longo eixo do dente até chegar à câmara pulpar, inclinando-a para a face palatina; procede-se à abertura com remoção de todo o teto.
Forma de contorno	Reflete a forma externa do dente (ovalada/oitavada); paredes proximais levemente expulsivas.
Tipo de broca	Broca cônica diamantada nº 3195/2200, montada em micromotor.
Desgaste compensatório	Paredes proximais levemente expulsivas.
Tipo de broca	Abridor de orifício, LA Axxess, broca de Gates-Glidden nº 1,2.

Obs.: Broca diamantada KG Sorensen.

QUADRO 2.3 – CONSIDERAÇÕES GERAIS SOBRE A ABERTURA CORONÁRIA DOS MOLARES SUPERIORES

Abertura coronária	
Área de abordagem	Face oclusal na fossa central.
Tipo de broca	Esférica diamantada nº 1013 ou 1014.
Direção para abertura	Broca paralela ao longo eixo do dente, inclinada para a face palatina.
Forma de contorno	Reflete a forma externa do dente (trapezoidal); paredes proximais levemente expulsivas (mesial).
Tipo de broca	Broca cônica diamantada nº 195FF/2200, montada em micromotor; broca Endo-Z.
Desgaste compensatório	Face vestibular (ângulo mesiovestibular).
Tipo de broca	Abridor de orifício, LA Axxess, broca nº 3195FF, Gates-Glidden nº 1,2.

Obs.: Broca diamantada KG Sorensen.

QUADRO 2.4 — CONSIDERAÇÕES GERAIS SOBRE A ABERTURA CORONÁRIA DOS DENTES ANTEROINFERIORES

Abertura coronária	
Área de abordagem	Face lingual, próximo ao cíngulo.
Tipo de broca	Esférica diamantada nº 1011 ou 1012.
Direção para abertura	Broca perpendicular à face lingual; iniciado o desgaste, inclina-se a broca obliquamente ao longo eixo do dente; procede-se à abertura com remoção de todo o teto.
Forma de contorno	Reflete a forma externa do dente (triangular com base para a face incisal); paredes proximais levemente expulsivas.
Tipo de broca	Broca cônica diamantada nº 2200 (montada em micromotor).
Desgaste compensatório	Remoção da projeção lingual.
Tipo de broca	Abridor de orifício, LA Axxess, broca de Gates-Glidden nº 1.

Obs.: Broca diamantada KG Sorensen.

QUADRO 2.5 — CONSIDERAÇÕES GERAIS SOBRE A ABERTURA CORONÁRIA DOS PRÉ-MOLARES INFERIORES

Abertura coronária	
Área de abordagem	Face oclusal, centro do sulco mesiodistal (MD).
Tipo de broca	Esférica diamantada nº 1011 ou 1012.
Direção para abertura	Usa-se a broca no sentido do longo eixo do dente (LED) até chegar à câmara pulpar (LED e o plano vestibular convergem); a seguir, procede-se à abertura com remoção de todo o teto.
Forma de contorno	Circular (ovalada no sentido vestibulolingual deslocada para mesial).
Tipo de broca	Broca cônica diamantada nº 2200, montada em micromotor.
Desgaste compensatório	Paredes proximais levemente expulsivas.
Tipo de broca	Abridor de orifício, LA Axxess, broca de Gates-Glidden nº 1,2 e de Largo nº 1.

Obs.: Broca diamantada KG Sorensen.

QUADRO 2.6 — CONSIDERAÇÕES GERAIS SOBRE A ABERTURA CORONÁRIA DOS MOLARES INFERIORES

	Abertura coronária
Área de abordagem	Face oclusal, fossa central, união do sulco mesiodistal e vestibulolingual.
Tipo de broca	Esférica diamantada nº 1012 ou 1013.
Direção para abertura	Usa-se a broca no sentido do longo eixo do dente (LED) até chegar à câmara pulpar; a seguir, procede-se à abertura com remoção de todo o teto.
Forma de contorno	Quase retangular com lado menor para distal.
Tipo de broca	Broca cônica diamantada nº 2200, montada em micromotor (Endo-Z).
Desgaste compensatório	Paredes expulsivas (principalmente a mesial).
Tipo de broca	Abridor de orifício, LA Axxess, broca de Gates-Glidden nº 1 e broca nº 3070FF.

Obs.: Broca diamantada KG Sorensen.

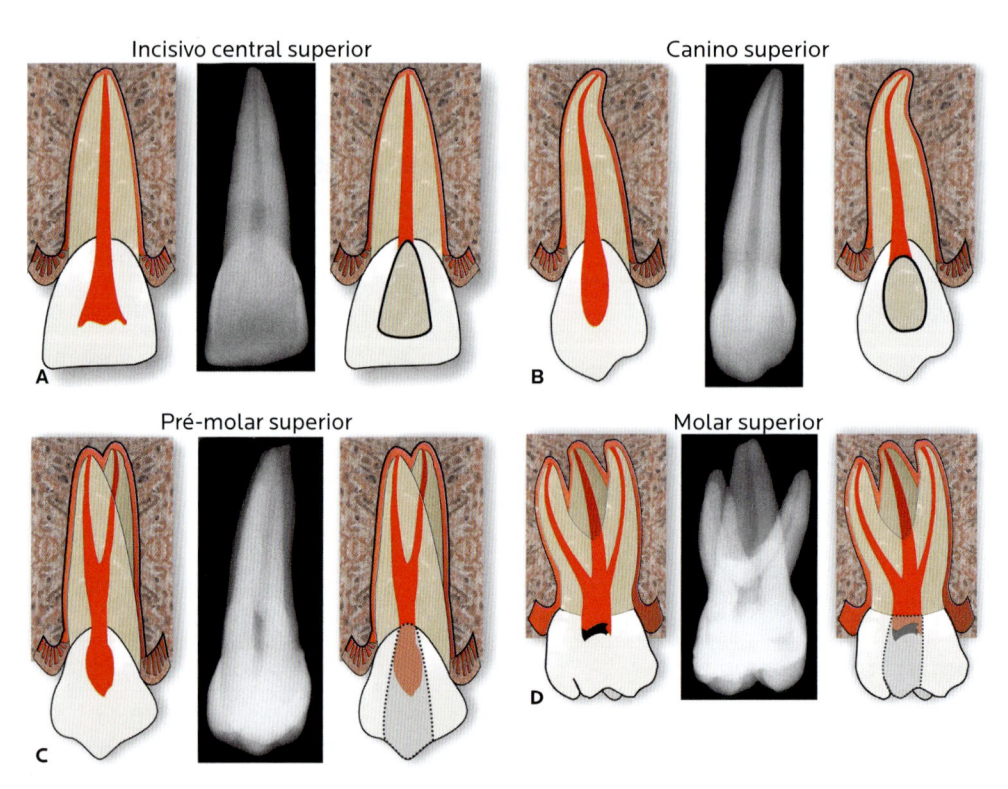

Incisivo central superior

Canino superior

A

B

Pré-molar superior

Molar superior

C

D

Figura 2.2 — Representação esquemática das aberturas coronárias em dentes superiores.

Fonte: Estrela.[17]

Incisivo central inferior Canino inferior

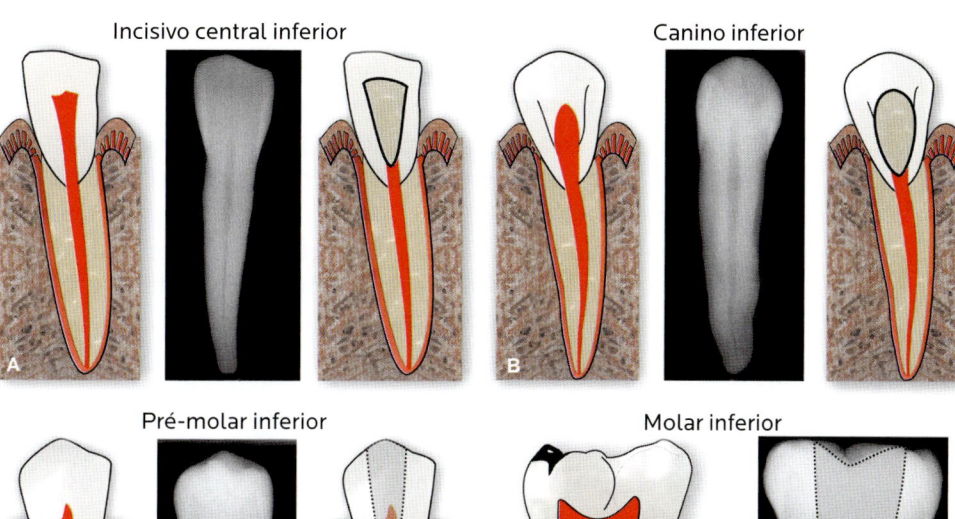

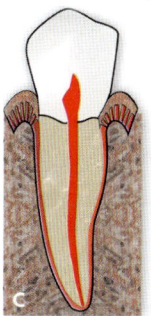

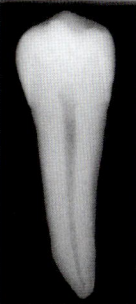

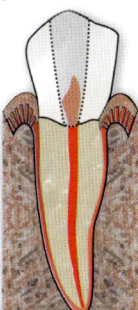

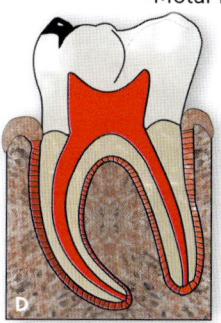

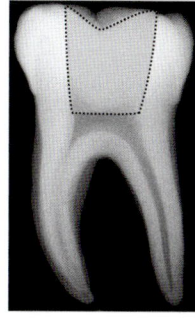

Pré-molar inferior Molar inferior

Figura 2.3 — Representação esquemática das aberturas coronárias em dentes inferiores.

Fonte: Estrela.[17]

ESVAZIAMENTO DO TERÇO CERVICAL

O conceito moderno do preparo do canal radicular impõe como indicativo natural de qualidade e requinte o preparo prévio do terço cervical (Fig. 2.4). O alargamento progressivo em sentido apical tem sido o modelo globalizado de se obter a melhor manutenção associada ao adequado padrão de limpeza. Muitas vantagens são enumeradas quando se utiliza essa manobra, entre as quais se destacam:[1, 2, 7-11]

- remoção da contaminação cervical pela maior eliminação do conteúdo do canal radicular;
- redução na formação de degrau, desvio apical e fratura de instrumentos, a partir da diminuição de pressão e tensão do instrumento endodôntico;
- maior controle sobre a parte ativa do instrumento endodôntico, o que diminui a tensão durante o preparo e possibilita uma ação mais direta sobre as paredes do canal radicular;
- maior penetração da cânula de irrigação e, consequentemente, maior efetividade da solução irrigadora;
- favorecimento do refluxo da substância irrigadora, o que implica a remoção do conteúdo presente no canal radicular;

- superação da influência da curvatura apical a partir do acesso mais direto, o que facilita o preparo de canais curvos, independentemente do tipo de instrumento a ser utilizado;
- facilidade na inserção de medicação intracanal e em manobras de obturação do canal, como adaptação do cone principal e condensação lateral;
- favorecimento do preparo para a colocação de retentor intrarradicular e da remoção de obturações incompletas nos retratamentos endodônticos.

Atualmente, diferentes instrumentos têm sido indicados para o preparo do terço cervical, entre os quais se destacam as brocas Gates-Glidden, as brocas Largo, os alargadores de orifícios rotatórios (*orifice shaper*, *coronal shaper*, *orifice opener*, *line-angle* Axxess, etc.) e os alargadores de orifícios manuais (abridor de Auerback, limas modificadas). Além desses instrumentos, os diferentes sistemas rotatórios também dispõem de instrumentos específicos para tal finalidade (Fig. 2.4).

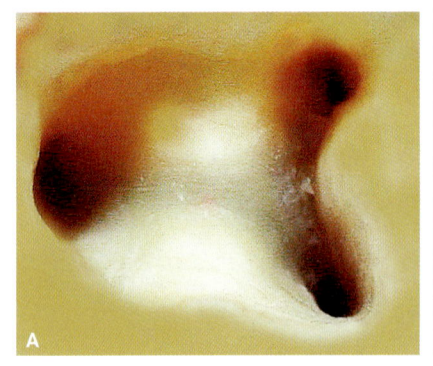

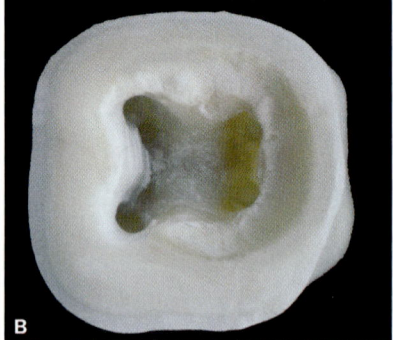

Figura 2.4 — Preparo do orifício de entrada do canal radicular.

Fonte: Estrela.[17]

PARÂMETROS BIOLÓGICOS E MECÂNICOS

O processo de sanificação do sistema de túbulos dentinários obtido com o esvaziamento, a limpeza e a modelagem do canal radicular requer, além do acesso direto e livre às proximidades da junção cemento-dentina-canal (limite CDC), a observação rigorosa dos princípios que favorecem a efetividade dessa etapa. Tais princípios são considerados mecânicos, porém, uma vez obedecidos, interagem com os princípios biológicos, principalmente quanto ao respeito aos tecidos periapicais.

Schilder[14] destaca alguns critérios que constituem objetivos mecânicos do preparo do canal radicular:

- preparo com forma cônica afunilada em sentido apical;
- preparo no interior do canal dentinário;
- preparo mantendo a forma original do canal;
- preparo mantendo a posição foraminal.

Esses fatores devem ser levados em consideração em virtude da direta relação estabelecida entre o canal radicular e o instrumento endodôntico, privilegiando uma completa e íntima associação.[1]

A seleção do instrumento ideal depende da adequada conexão entre o conhecimento da anatomia interna, o domínio da técnica operatória e a análise das características do instrumento.

Com o objetivo de evitar a possibilidade de deformações em canais radiculares curvos, o emprego de técnicas escalonadas, como o escalonamento apicocervical, foi valorizado durante algum tempo. Hoje, a indicação dominante é o preparo em sentido cervicoapical, com escalonamento progressivo, independente do tipo ou sistema de instrumento endodôntico.

As variações anatômicas existentes nos canais radiculares foram responsáveis pela proposição de várias técnicas de modelagem, que por muito tempo não traduziram um padrão global. É importante destacar que a modelagem embasa-se em objetivos claros e específicos: regularizar e planificar as paredes do canal radicular, sem alterar seu formato original.

O processo de sanificação requer liberdade no acesso a toda cavidade pulpar, o que interfere no seu grau de efetividade. A observação de alguns parâmetros mecânicos e sua correlação com os parâmetros biológicos favorecem a perfeita conexão que fundamenta o conceito atual do preparo do canal radicular.

Durante a modelagem, a relação direta entre as paredes do canal radicular e os instrumentos endodônticos impõe padrões que devem ser bem orientados, principalmente no que se refere à individualidade anatômica do canal radicular.

Partindo das observações de Schilder,[14] em vista dos princípios que norteiam a limpeza e a modelagem, atualmente podem-se enfatizar os seguintes parâmetros biológicos e mecânicos como regentes naturais dessa fase: esvaziamento total do canal radicular, modelagem longitudinal e modelagem transversal.

ATENÇÃO

O instrumento selecionado deverá ampliar o canal e adaptá-lo à sua forma sem causar deformações.

LEMBRETE

A obediência a parâmetros biológicos e mecânicos é fundamental em qualquer técnica operatória.

ESVAZIAMENTO TOTAL DO CANAL RADICULAR

A completa limpeza do canal radicular nas diferentes condições terapêuticas (pulpite, necrose pulpar e periodontite apical) representa um ponto primordial para a execução do processo de sanificação do espaço endodôntico. Esse objetivo é alcançado a partir da liberação do tecido ou material presente por meio de pulpectomia, processo de sanificação ou desobstrução/desobturação obtidas durante o esvaziamento e a ampliação do canal radicular.

ATENÇÃO

O preparo coronário em dentes com coroas totais deve ser cuidadosamente realizado, uma vez que as mudanças de posição podem predispor acidentes.

O termo esvaziamento caracteriza bem o que se deve realizar, independentemente da condição clínica presente. Muitas vezes se observam confusões filosóficas ao substituir opções terapêuticas consagradas pela correta denominação da alteração inflamatória e/ou infecciosa presente.

Assim, nas situações de polpa vital, o esvaziamento ocorre a partir da pulpectomia (com excisão ou fragmentação pulpar). Nas necroses pulpares (acompanhadas ou não de periodontites apicais), o esvaziamento é feito a partir do processo de sanificação, neutralizando-se o conteúdo séptico presente.
Todavia, o conceito atual direciona para a completa sanificação do canal radicular, de preferência na mesma sessão, durante o esvaziamento e a modelagem. O controle microbiano é potencializado com o emprego de medicação intracanal, como pasta de hidróxido de cálcio.

O acesso natural e lógico à entrada na cavidade pulpar ocorre em sentido cervicoapical, e esse mesmo sentido deve orientar o ato de esvaziar e preparar. No terço cervical, o volume de tecido presente e a estrutura dentária apresentam-se em maior proporção que no terço apical. A ampliação deve obedecer essa direção.

O esvaziamento cervicoapical deve manter a conicidade afunilada do canal (inerente ao seu formato natural), capaz de sanificá-lo por completo (incluindo o canal dentinário nas polpas vitais e o canal cementário nas infecções endodônticas) (Fig. 2.5).

PARA PENSAR

É preciso considerar que o preparo prévio cervical influencia na qualidade do alargamento, sanificação e obturação do canal radicular.

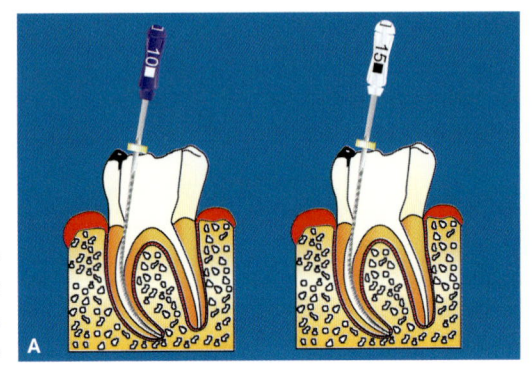

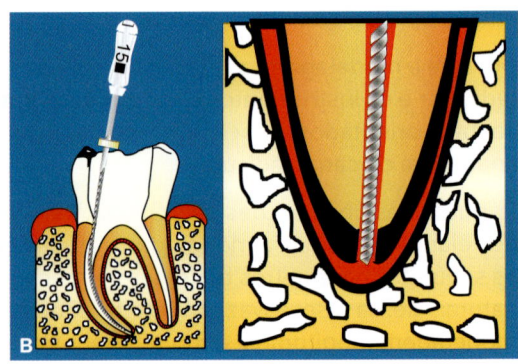

Figura 2.5 —
Esvaziamento total do canal.
Fonte: Estrela.[18]

MODELAGEM LONGITUDINAL

Após o completo esvaziamento do canal radicular, realiza-se a modelagem longitudinal cervicoapical.

TÉCNICA: Na modelagem longitudinal cervicoapical, procede-se à planificação e regularização das paredes do canal radicular em todo o comprimento determinado – do terço cervical até cerca de 1 mm do vértice apical radiográfico, próximo ao limite cemento-dentina-canal.

A elaboração do preparo com vistas a conter o material obturador deve se manter no interior do canal dentinário, e o término apical (batente apical) deve permitir um bom apoio da massa obturadora e evitar a extrusão de material (Fig. 2.6).

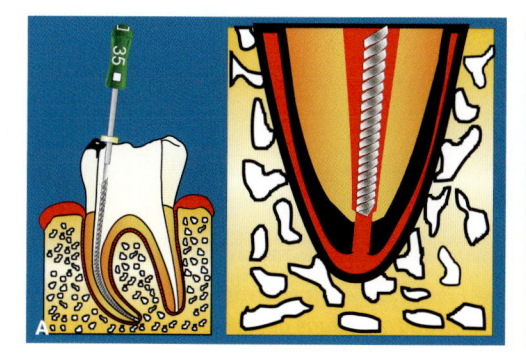

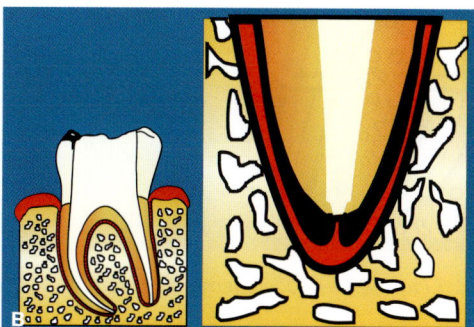

Figura 2.6 — Modelagem longitudinal.
Fonte: Estrela.[18]

Além de a modelagem apresentar como limite o interior do canal dentinário, o alargamento deve apresentar conicidade gradual. A perfeita cinemática dos instrumentos deve se desenvolver seguindo os padrões da técnica e do tipo de instrumento selecionado.

TÉCNICA: Para a exploração do canal radicular, após a introdução inicial da lima, o movimento obedece a rotação em sentidos horário e anti-horário (um quarto de volta). A seguir, procede-se à remoção da lima, sem rotação.

Durante a instrumentação manual com limas de aço inoxidável, a ação de cada instrumento deve ser constante, com movimentos longitudinais e curtos (0,5 a 2 mm) em viés para oclusal, percorrendo todo o perímetro do canal, até que o instrumento esteja livre.

No preparo com instrumentos de níquel-titânio movidos a motor elétrico, os movimentos seguem rotação contínua em velocidade baixa e constante, com pequeno torque. Já para outras técnicas e sistemas de rotação contínua ou alternada, o instrumento mantém as particularidades inerentes a cada um deles.

LEMBRETE

Dependendo do sistema, podem ocorrer variações de velocidade e torque dos instrumentos de níquel-titânio (NiTi).

MODELAGEM TRANSVERSAL

A modelagem transversal e longitudinal deve ser regida por planejamento e disciplina rigorosos, baseados nas estruturas anatômicas.

O limite lateral de ampliação cervical e apical deve ser apropriado, uma vez que o aspecto radiográfico não representa um referencial preciso, real, da espessura dentinária.

Durante a exploração endodôntica, pode-se planejar o alargamento transversal (Figs. 2.7 e 2.8). O grau de alargamento torna-se importante por influenciar positivamente o processo de sanificação.

Os canais que foram desviados apresentam complicações extras que devem ser superadas, principalmente ao se considerar a forma primitiva do canal, que foi ampliado para receber o material obturador.

ATENÇÃO

A ilusão da imagem radiográfica pode ser responsável por desgastes insuficientes ou excessivos.[2]

LEMBRETE

Desgastes excessivos não favorecem mecanicamente a obturação e podem causar muitas dificuldades no selamento de canais curvos e dilacerados.

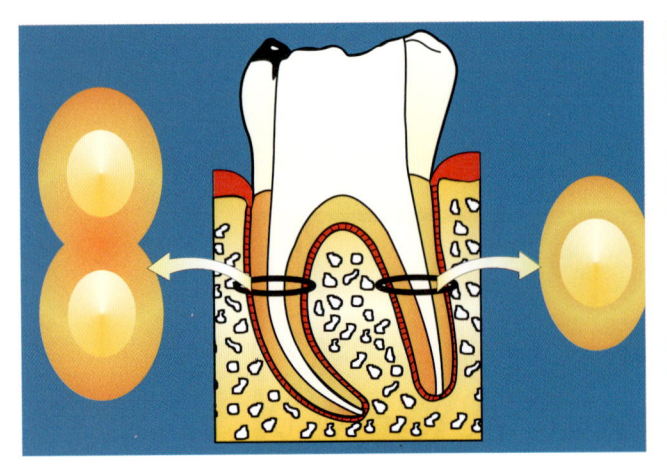

Figura 2.7 — Modelagem transversal.
Fonte: Estrela.[18]

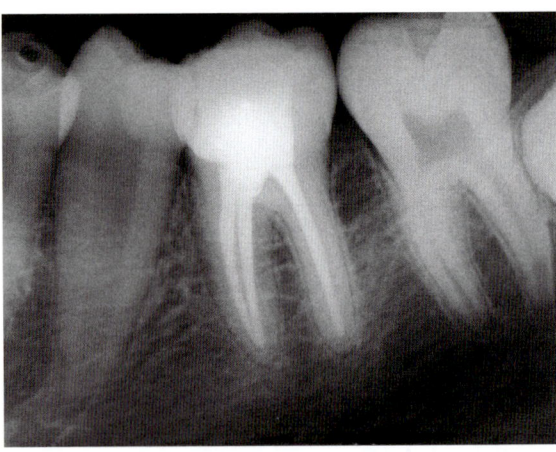

Figura 2.8 — Aspecto radiográfico mostrando uma boa qualidade de modelagem transversal.
Fonte: Estrela.[18]

LEMBRETE

Com o advento dos instrumentos de níquel-titânio (NiTi), que apresentam característica de memória de forma e superelasticidade, houve evolução na manutenção do formato original do canal radicular.

O planejamento, o bom senso, a sensibilidade e o conhecimento anatômico são muitos imporantes nessa etapa operatória. A determinação do limite lateral de ampliação deve ter por base as condições anatômica e patológica, a intensidade da curvatura do canal, a seção transversal e a flexibilidade do instrumento endodôntico. Os instrumentos endodônticos de aço inoxidável são confeccionados a partir de hastes quadrangulares ou triangulares, torcidas à esquerda de seu longo eixo. Quando essas hastes são pré-curvadas para a ampliação de canais curvos, a tendência do instrumento é retornar à posição original (capacidade de desdobramento).

O preparo do terço cervical possibilita a eliminação de projeções dentinárias (áreas de constrição). Além disso, com o aparecimento de instrumentos mais flexíveis, pode-se sugerir o limite lateral "mínimo" de ampliação apical, adotado para o preparo nos diferentes grupos dentários (sempre estabelecendo como parâmetros a radiografia inicial de planejamento e a exploração do canal radicular). Todavia, esse limite de dilatação recomendado merece questionamento, uma vez que, quanto mais se remove a contaminação em canais radiculares infectados, mais eficaz será o processo de sanificação. Essa remoção também impõe a necessidade de ampliação do canal, aumentando a efetividade das substâncias medicamentosas empregadas tanto durante a irrigação quanto durante a medicação intracanal.

Esses fatores destacam a importância do alargamento, desde que haja compatibilidade com a anatomia interna. É imprecisa a determinação de um limite lateral de instrumentação precedendo a exploração do canal radicular. Deve-se considerar que a manutenção da posição original do forame apical é tão importante quanto a posição primitiva do canal radicular. Durante a instrumentação do canal, o transporte foraminal e/ou o desvio do canal principal (por consequente perda do forame apical) podem ser controlados com o emprego prudente e racional dos instrumentos endodônticos, bem como pela adoção de uma boa técnica de modelagem.

A determinação do diâmetro anatômico é essencial, pois, para a ação completa do instrumento endodôntico, ele deve permitir que se alcancem todas as paredes laterais do canal. Contudo, esse fato somente será possível se o último instrumento usado apresentar diâmetro compatível com a anatomia do canal radicular. Muitos canais radiculares, mesmo com a utilização de instrumentação de NiTi, podem ser subinstrumentados. Esses aspectos devem ser analisados e considerados em virtude da íntima e direta relação estabelecida entre o canal radicular e o instrumento endodôntico. As Figuras 2.9 a 2.11 demonstram, por meio de representação esquemática e aspecto radiográfico, o preparo com conicidade gradual cervicoapical.

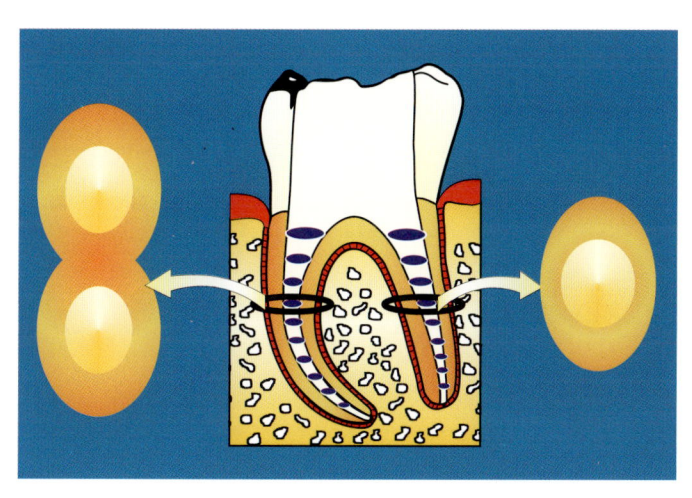

Figura 2.9 — Preparo cônico cervicoapical.
Fonte: Estrela.[18]

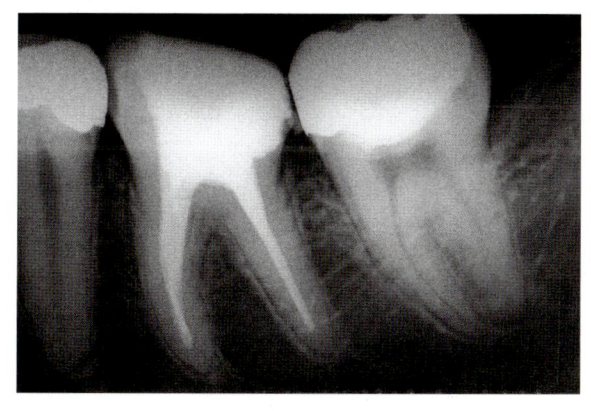

Figura 2.10 — Aspecto radiográfico do dente 46: conicidade gradual cervicoapical.
Fonte: Estrela.[18]

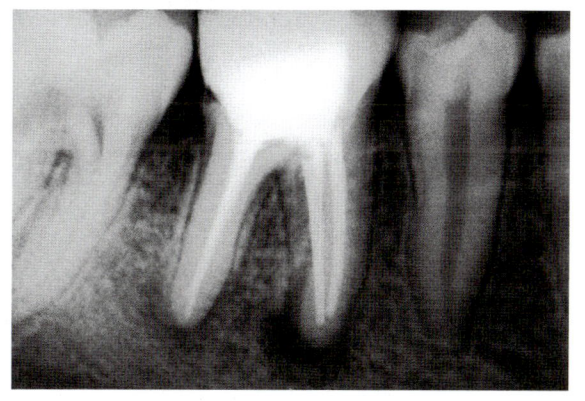

Figura 2.11 — Aspecto radiográfico do dente 36: conicidade gradual cervicoapical.
Fonte: Estrela.[18]

3

Irrigante endodôntico

O processo de esvaziamento destaca-se entre as fases operatórias do tratamento endodôntico, uma vez que é responsável pela remoção do eventual conteúdo presente no interior da cavidade pulpar (polpa dentária, restos necróticos orgânicos e inorgânicos, material obturador).

A operacionalização se desenvolve com a sanificação, pela ação da solução química irrigadora associada à ação mecânica dos instrumentos endodônticos. O controle microbiano em dentes com infecções endodônticas é delegado ao processo de sanificação realizado durante o preparo do canal radicular, evidenciado pelo esvaziamento e alargamento desse canal.

O mecanismo de eliminação de microrganismos em dentes com infecções endodônticas tem sido uma constante preocupação, o que levou à valorização da busca de alternativas terapêuticas para as diferentes condições clínicas pulpares.

OBJETIVOS DE APRENDIZAGEM

- Analisar o mecanismo de ação do irrigante endodôntico em função do processo de sanificação em canais infectados

PROCESSO DE ESVAZIAMENTO

Remoção de eventual conteúdo da cavidade pulpar.

LEMBRETE

O controle microbiano em dentes com infecções endodônticas é delegado ao processo de sanificação.

OBJETIVOS

Os processos de sanificação e modelagem do canal radicular se desenvolvem concomitantemente, evidenciando o valor do critério de seleção da solução irrigadora de acordo com a condição clínica. Os objetivos das soluções irrigadoras são os seguintes:[1-5]

- facilitar a ação do instrumento endodôntico;
- alterar o pH do meio;
- controlar possível infecção em casos de pulpectomia;
- neutralizar o conteúdo presente nas infecções endodônticas;
- remover sangue da cavidade pulpar (câmara coronária), prevenindo o escurecimento dentário;

> **ATENÇÃO**
> É importante que o profissional tenha conhecimento sobre as propriedades químicas da solução irrigadora selecionada.

- remover matéria orgânica (restos pulpares) e inorgânica (detritos, raspas dentinárias), liberando e/ou solubilizando o material orgânico;
- permitir a ação mais direta e intensa do agente antimicrobiano com a microbiota endodôntica;
- apresentar compatibilidade biológica com os tecidos periapicais.[1-5]

De modo geral, uma solução irrigadora deve apresentar elevada capacidade de umectação e poder de limpeza, bem como capacidade antimicrobiana, ação de solvência e tolerância tecidual.[1-26] O parâmetro de seleção deve ser regido pela condição patológica presente, para se obter o melhor resultado em relação à limpeza, à sanificação e à modelagem.

Os meios químicos e físicos são auxiliares do meio mecânico. O meio físico compreende a movimentação hidráulica do líquido circulante (irrigação/aspiração). A frequência e a profundidade com que a solução irrigadora atua no canal radicular devem se somar às suas características específicas (Fig. 3.1). Todavia, técnicas de irrigação com pressão negativa foram propostas e têm mostrado elevado potencial de limpeza.

O objetivo principal da técnica é possibilitar maior interação entre o irrigante e as paredes do canal radicular. O Endovac® representa um sistema de irrigação com pressão negativa desenhado para permitir que o irrigante alcance o comprimento de trabalho do canal radicular e favoreça a remoção de material presente, particularmente por possibilitar o fluxo do líquido em pressão negativa.[5, 6]

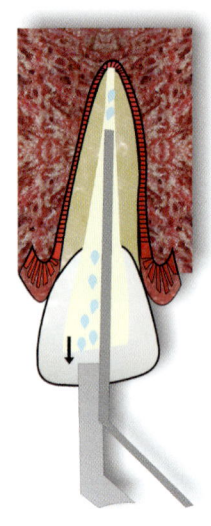

Figura 3.1 —Processo de irrigação convencional.
Fonte: Estrela.[7]

SOLUÇÕES IRRIGADORAS

Várias soluções irrigadoras foram preconizadas para utilização durante o tratamento endodôntico. Os irrigantes empregados com maior frequência são apresentados no Quadro 3.1.

O ácido etilenodiamino tetracético (EDTA) deve ser considerado como solução complexante (quelante), um agente capaz de favorecer a remoção do magma dentinário (*smear layer*).[2-5, 8]

HIPOCLORITO DE SÓDIO

> **SAIBA MAIS**
> A solução de hipoclorito de sódio a 0,5% de cloro ativo ficou conhecida como solução de Dakin, nome de seu autor.

O hipoclorito de sódio pertence ao grupo dos compostos halogenados; seu emprego em odontologia iniciou-se em 1792, quando foi produzido pela primeira vez e recebeu o nome de Água de Javele, que consistia em uma mistura de hipoclorito de sódio e potássio.[6] Em 1820, Labaraque, químico francês, obteve o hipoclorito de sódio com 2,5% de cloro ativo, solução que passou a ser utilizada como desinfetante de feridas. Em 1915, Dakin,[6] químico americano, durante a Primeira Guerra Mundial, propôs uma nova solução de hipoclorito de sódio a 0,5% de cloro ativo, neutralizado com ácido bórico.

QUADRO 3.1 – PRINCIPAIS SOLUÇÕES IRRIGADORAS USADAS NO TRATAMENTO ENDODÔNTICO[6]

1. Compostos halogenados (hipoclorito de sódio com cloro ativo a 0,5, 1, 2,5 e 5,25%).	
2. Digluconato de clorexidina.	
3. Tensoativos	
Aniônicos	Lauril sulfato de sódio (Texapon®), Lauril dietileno glicol éter sulfato de sódio (Tergentol®)
Catiônicos	Brometo de cetiltrimetilamônio (Cetavlon®) Cloreto de cetiltrimetilamônio (Dehyquart A®) Cloreto cetil piridino (Biosept®) Cloreto de benzalcônio (Zefirol®) Neutros (Tween 80®)
4. Associações	Detergente aniônico + ácido etilenodiaminotetracético (EDTA) Hipoclorito de sódio alternado com peróxido de hidrogênio Hipoclorito de sódio + ácido cítrico Peróxido de ureia + EDTA + Carbowax (RC-PREP) associado a hipoclorito de sódio a 5% Peróxido de ureia + tween 80 + Carbowax (Endo-PTC) neutralizado com solução de Dakin Hipoclorito de sódio + detergente Mistura de tetraciclina + ácido cítrico + detergente (MTAD)
5. Outros irrigantes (solução fisiológica, água destilada, água ozonificada, água de hidróxido de cálcio).	

A solução de hipoclorito de sódio com pH elevado (em torno de 11 a 12) é mais estável, e a liberação de cloro torna-se mais lenta. À medida que se reduz o pH da solução, seja por meio do ácido bórico ou do bicarbonato de sódio (solução de Dausfrene), a solução fica muito instável. Com isso, a perda de cloro é mais rápida, e o tempo de vida útil da solução é reduzido.

Luz solar e temperatura elevada provocam a liberação de cloro e tornam a solução de hipoclorito de sódio ineficaz.

O hipoclorito de sódio é um agente irrigante muito estudado e utilizado por profissionais em todo o mundo. Entre as várias propriedades que podem estar associadas a essa substância, destacam-se atividade antimicrobiana, capacidade de dissolução tecidual, capacidade de limpeza e tolerância tecidual em concentrações apropriadas.[1-26] A solução de hipoclorito de sódio representa a maior indicação na clínica endodôntica mundial para a irrigação dos canais radiculares.

ATENÇÃO

O controle de qualidade das substâncias químicas deve ser constantemente realizado, principalmente no caso de substâncias instáveis.

MECANISMO DE AÇÃO

A explicação do mecanismo de ação do hipoclorito de sódio é essencial, pois valoriza seu emprego como substância irrigadora.[9]

O entendimento de seu mecanismo de ação deve ser associado ao conhecimento acerca de algumas reações químicas e das estruturas que compõem o envelope celular bacteriano.

Pécora e colaboradores[6] relataram que o hipoclorito de sódio não se apresenta em forma de pó, mas somente em solução aquosa. Neste estado, observa-se um equilíbrio químico dinâmico, apresentando-se como um sal não dissociado. A solução aquosa de hipoclorito de sódio, em virtude de seu equilíbrio dinâmico, pode ser representada pela seguinte reação química:

$$NaOCl + H_2O \leftrightarrow NaOH + HOCl \leftrightarrow Na^+ + OH^- + H^+ + OCl^-$$

O hipoclorito de sódio, em contato com a matéria orgânica e sua influência nas propriedades físico-químicas da solução, foi estudado em diferentes experimentos.[2, 6, 10, 11]

Podem-se observar algumas reações químicas entre o tecido orgânico e o hipoclorito de sódio, tais como reação de saponificação (Fig. 3.2), reação de neutralização de aminoácidos (Fig. 3.3) e reação de cloraminação (Fig. 3.4). A partir das reações químicas descritas

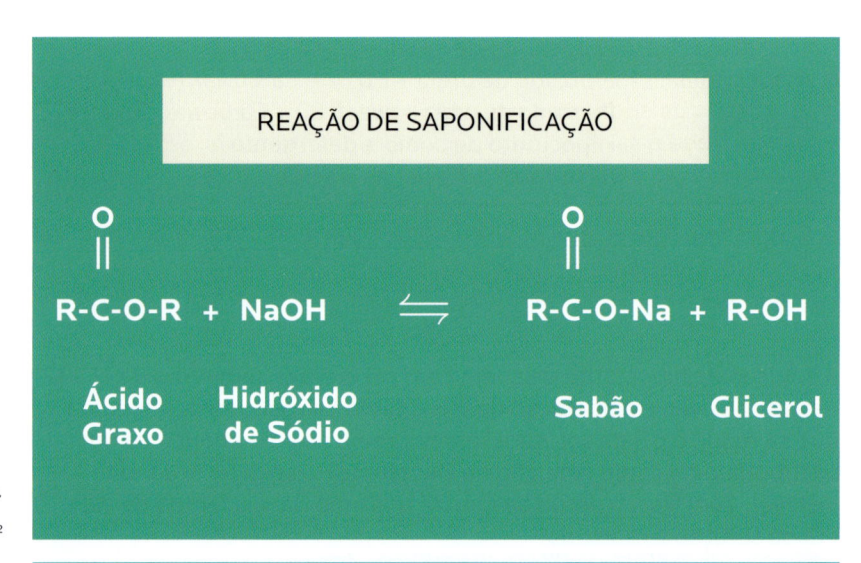

Figura 3.2 — Reação de saponificação.
Fonte: Estrela.[12]

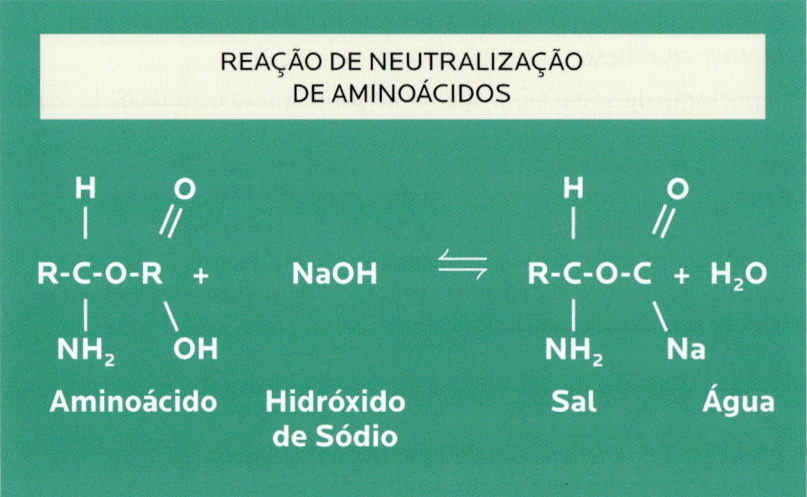

Figura 3.3 — Reação de neutralização de aminoácidos.
Fonte: Estrela.[12]

REAÇÃO DE CLORAMINAÇÃO

$$\text{R-C(H)(NH}_2\text{)-O-R(OH)} + \text{HOCl} \rightleftharpoons \text{R-C(Cl)(NH}_2\text{)-O-C(OH)} + \text{H}_2\text{O}$$

Aminoácido + Ácido Hipocloroso ⇌ Cloramina + Água

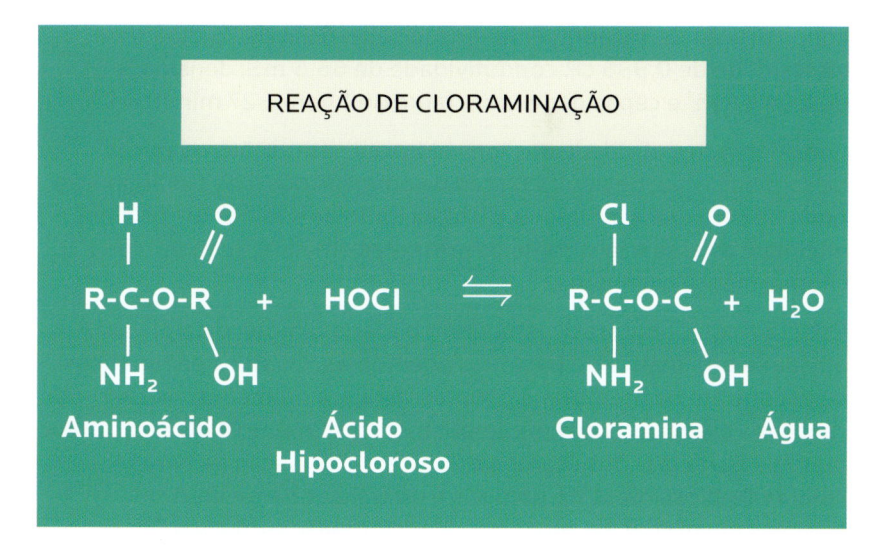

Figura 3.4 — Reação de cloraminação.
Fonte: Estrela.[12]

nas Figuras 3.2 a 3.4, observa-se que o hipoclorito de sódio atua como solvente de matéria orgânica e de gordura, transformando esses ácidos graxos (óleos e gorduras) em sais de ácidos graxos (sabão) e glicerol (álcool), o que reduz a tensão superficial da solução remanescente (ver Fig. 3.2).

O hipoclorito de sódio (hidróxido de sódio) neutraliza aminoácidos formando água e sal (ver Fig. 3.3) e degrada ácidos graxos. Com a saída dos íons hidroxila, ocorre redução do pH da solução remanescente. O ácido hipocloroso, quando em contato com a matéria orgânica, age como solvente e libera cloro nascente que, em contato com proteínas do grupo amina, forma as cloraminas (ver Fig. 3.4).

O ácido hipocloroso (HOCl-) e os íons hipoclorito (OCl-) apresentam ação de hidrolisar e degradar aminoácidos. O ácido hipocloroso (HOCl) sofre decomposição pela ação de luz, ar e calor, liberando cloro livre e, secundariamente, oxigênio nascente. As atividades do ácido hipocloroso dependem do pH.

A *shelf-life* das soluções de hipoclorito de sódio com pH elevado é mais estável, e aquelas de pH próximo ao neutro (solução de Dakin) têm vida útil muito pequena. O líquido de Dakin apresenta hipoclorito de sódio neutralizado com ácido bórico.[6]

Nos hipocloritos não dissociados é maior a concentração de NaOH e menor a de HOCL, enquanto nos hipocloritos neutralizados ocorre o inverso, ou seja, menor quantidade de NaOH e maior de ácido hipocloroso. A reação de cloraminação entre o cloro e o grupamento amina (NH_2^-) dos aminoácidos, com formação de cloraminas, interfere no metabolismo celular.

O cloro (oxidante forte) apresenta ação antimicrobiana pela inibição enzimática bacteriana, a partir da oxidação irreversível dos grupos SH (grupo sulfidrila) de enzimas bacterianas essenciais.

O hipoclorito de sódio, quando em contato com o tecido orgânico, expressa as reações anteriormente descritas. Particularmente, o hipoclorito de sódio constitui uma base forte (pH > 11). Na

ATENÇÃO

Em meio ácido ou neutro, predomina a forma ácida não dissociada do ácido hipocloroso (instável e mais ativa, HOCl). Já em meio alcalino, predomina a forma iônica dissociada (estável e menos ativa).

LEMBRETE

O cloro tem ação antimicrobiana por inibição/oxidação de enzimas bacterianas essenciais.

PARA PENSAR

O mecanismo de ação antimicrobiana do hipoclorito de sódio pode ser observado a partir de suas características físico-químicas e reações com os tecidos orgânicos.

concentração de 1% apresenta tensão superficial de 75 dinas/cm, viscosidade de 0,986 cP, condutividade de 65,5 mS, densidade de 1,04 g/cm^3 e capacidade umectante de 1 hora e 27 minutos.[6]

Considerando a atividade dos íons hidroxila nas reações químicas de saponificação, de neutralização de aminoácidos e de cloraminação, pode-se conjugar a influência do hipoclorito de sódio sobre os sítios enzimáticos essenciais, como os presentes em nível de membrana citoplasmática bacteriana.

Estrela e colaboradores[11] estudaram o efeito biológico do pH na atividade enzimática de bactérias anaeróbias. Os sítios enzimáticos se encontram na membrana citoplasmática, a qual é responsável por funções essenciais como metabolismo, crescimento e divisão celular, além de participar dos últimos estágios da formação da parede celular, da biossíntese de lipídeos e do transporte de elétrons, enzimas envolvidas no processo de fosforilação oxidativa. Desse modo, acredita-se que os íons hidroxila do hidróxido de cálcio desenvolvem seu mecanismo de ação no nível da membrana citoplasmática.

As enzimas extracelulares atuam sobre os nutrientes, carboidratos e lipídeos, que favorecem a digestão por hidrólise. Elas também participam da atividade respiratória celular, da biossíntese de lipídeos e da estruturação da parede celular. O gradiente de pH existente na membrana citoplasmática é alterado pela elevada concentração de íons hidroxila do hidróxido de cálcio, atuando sobre as proteínas da membrana (desnaturação proteica).[11] Essa elevação do pH pode alterar a integridade da membrana citoplasmática por meio de agressões químicas aos componentes orgânicos e transporte de nutrientes ou por meio da destruição de fosfolipídeos ou ácidos graxos insaturados da membrana citoplasmática, observada pelo processo de peroxidação lipídica, sendo esta, na realidade, uma reação de saponificação.[11]

LEMBRETE

A efetividade antimicrobiana do hipoclorito de sódio, sob certos aspectos, assemelha-se à do hidróxido de cálcio.

A efetividade antimicrobiana do hipoclorito de sódio, em parte, parece ser similar à do hidróxido de cálcio no que se refere à influência dos íons hidroxila sobre a membrana citoplasmática bacteriana.

O elevado pH do hipoclorito de sódio interfere na integridade da membrana citoplasmática e promove alterações biossintéticas, com inibição enzimática irreversível (ação oxidante). Com a formação de cloraminas, ocorre interferência no metabolismo celular, com oxidação irreversível do grupo SH de enzimas bacterianas (cisteína).

Cumpre ressaltar algumas propriedades importantes das soluções irrigadoras, como capacidade de limpeza, ação antimicrobiana, poder de dissolução e tolerância tecidual. É oportuno considerar que a efetividade de uma solução depende de seu íntimo contato (capacidade de umectação) e do tempo para sua ação. Desse modo, a profundidade da penetração da cânula de irrigação no canal, o volume e a frequência da irrigação são aspectos que devem ser muito bem considerados. O hipoclorito de sódio tem excelente capacidade de dissolução tecidual, o que o destaca entre outros irrigantes (Fig. 3.5).[9]

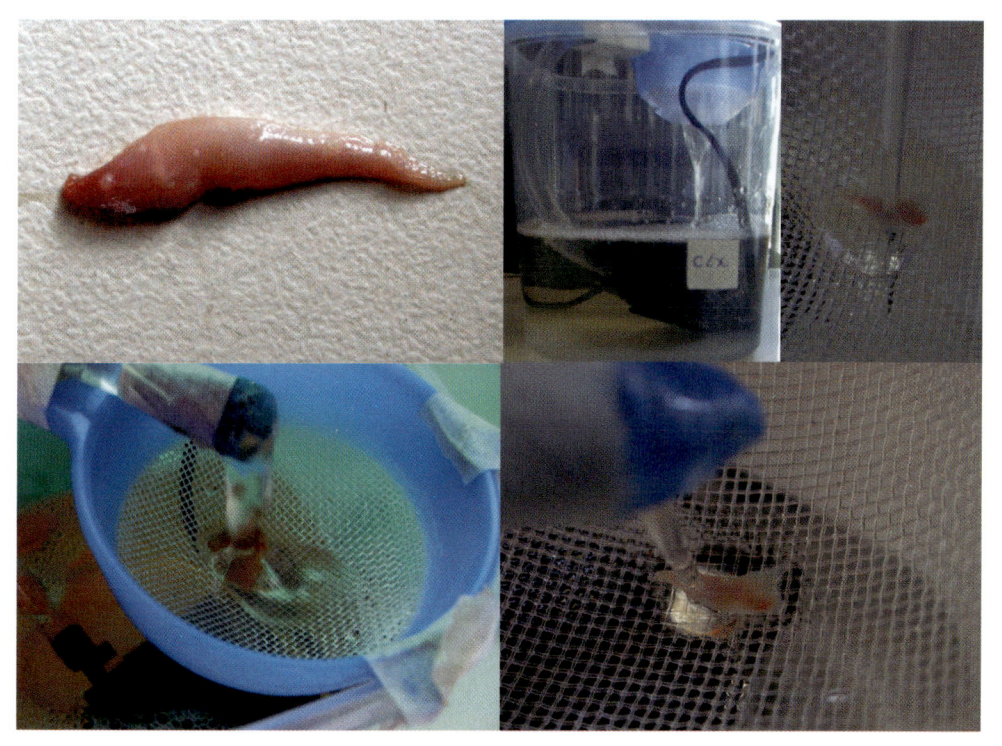

Figura 3.5 — Dissolução de tecido pulpar bovino na presença do hipoclorito de sódio a 1%.
Fonte: Estrela.[7]

CLOREXIDINA

Outro agente antimicrobiano muito investigado é a clorexidina. Esse irrigante tem sido testado e indicado para a aplicação sobre diferentes microrganismos endodontopatogênicos.

A natureza catiônica da clorexidina promove conexão com o grupo aniônico do composto na superfície bacteriana (grupos fosfatos), sendo capaz de alterar sua integridade. Uma concentração apropriada de clorexidina altera a permeabilidade da membrana citoplasmática e promove precipitação de proteínas, o que modifica o balanço osmótico da célula, interfere no metabolismo, no crescimento e na divisão celular e inibe a enzima ATPase e o processo anaeróbio.[2, 9, 13-15]

CLOREXIDINA

Agente catiônico (grupo biguanida; 4-clorofenil radical) que apresenta atividade antibacteriana.

ATENÇÃO

Há relatos de efeitos adversos da associação de clorexidina com outras substâncias antimicrobianas, como hidróxido de cálcio e hipoclorito de sódio, especialmente por degradação e formação de espécies reativas de oxigênio (ROS) e paracloralina.

CLORETO DE CETILPIRIDÍNIO

Há uma demanda contínua por agentes antimicrobianos para superar as deficiências da ação mecânica dos instrumentos em áreas inacessíveis, durante o preparo de canais infectados. A inibição da placa bacteriana estimulou muitos estudos envolvendo o cloreto de cetilpiridínio, especialmente em formulações de colutórios e cremes dentais que visam atingir as placas bacterianas. Os compostos de amônio quaternários catiônicos são substâncias com capacidade antimicrobiana, e sua atividade está relacionada com a parte carregada positivamente da molécula (o cátion).

Estrela e colaboradores[16] verificaram o potencial antibacteriano de cloreto de cetilpiridínio em canais radiculares infectados por *E. faecalis*. O cloreto de cetilpiridínio mostrou reduzir o número de bactérias em biofilme preparado por 60 dias. No teste de difusão em ágar, o cloreto de cetilpiridínio determinou inibição microbiana, com resultados semelhantes à clorexidina a 2% e maiores do que o hipoclorito de sódio a 2,5%. O cloreto de cetilpiridínio demonstrou potencial antibacteriano em infecção endodôntica por *E. faecalis*.

CONSIDERAÇÕES CLÍNICAS

O papel das soluções irrigadoras no contexto endodôntico contemporâneo tem sido cada vez mais privilegiado no cenário de discussões nos mais expressivos encontros científicos.

O processo de sanificação do sistema de canais radiculares infectados, que inclui esvaziamento e alargamento da luz do canal radicular, interposto pela atividade de agentes irrigadores e de medicamentos intrassessões, é um valioso recurso no controle microbiano.

LEMBRETE

A sanificação do sistema de canais radiculares infectados é um valioso recurso para o controle microbiano.

É oportuno ressaltar as diferenças de tensão superficial e de pH existentes em diversas substâncias químicas de interesse à endodontia. Estrela e Pécora[2] estudaram a tensão superficial e o pH de diferentes substâncias químicas (água destilada deionizada, paramonoclorofenol canforado, clorexidina a 2%, Otosporin, lauril dietileno éter sulfato de sódio a 3%; Furacin, PMC Furacin) associadas e não associadas ao hidróxido de cálcio. De acordo com os resultados apresentados pelo estudo (Fig. 3.6), algumas associações apresentam valores significativos quando comparadas a outras, bem como diferenças de pH entre as soluções testadas. No entanto, deve-se enfatizar que na análise utilizou-se um tensiômetro, e os ensaios foram realizados com soluções contendo hidróxido de cálcio, e não com as pastas de hidróxido de cálcio comumente empregadas no canal radicular entre sessões.

ATENÇÃO

A baixa tensão superficial não significa necessariamente que a substância tenha adequada propriedade antimicrobiana.

O fato de uma substância apresentar baixa tensão superficial não quer dizer necessariamente que ela tenha adequada propriedade antimicrobiana. Se assim fosse, a literatura estaria apontando resultados diferentes aos encontrados em vários trabalhos que estudaram os efeitos antimicrobianos no controle de infecções endodônticas. Observou-se que alguns veículos reduzem o pH da pasta quando misturados ao hidróxido de cálcio, o que não parece ser uma significativa vantagem, uma vez que sua aplicação ocorre na forma de pastas.

Um ponto importante a ser analisado é o efeito de alguns medicamentos de uso intracanal sobre o lipopolissacarídeo (LPS) bacteriano. Nesse sentido, Buck e colaboradores[17] avaliaram

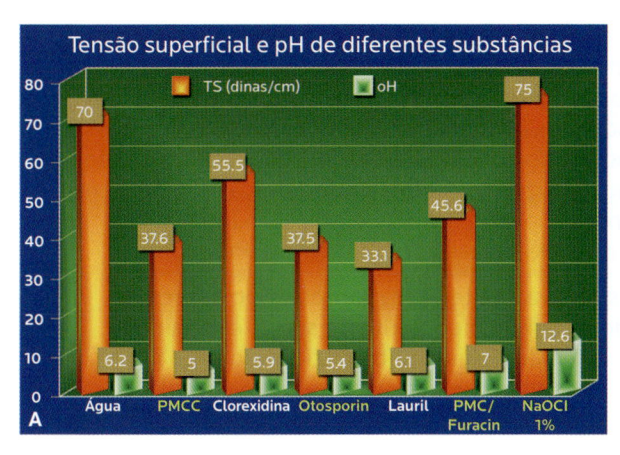

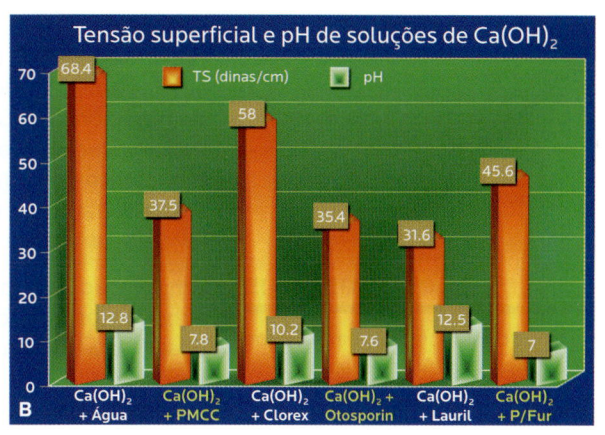

Figura 3.6 — Tensão superficial (A) e pH (B) de diferentes irrigantes endodônticos.
Fonte: Estrela.[12]

a detoxificação da endotoxina por irrigantes endodônticos (clorexidina, hipoclorito de sódio, cloreto de clorexidina, etanol, EDTA, água) e hidróxido de cálcio. Os resultados mostraram que a porção ativa da endotoxina, lipídeo A, é hidrolisada por substâncias químicas altamente alcalinas, ou seja, hidróxido de cálcio ou a mistura de clorexidina, hidróxido de sódio e etanol. EDTA, hipoclorito de sódio, clorexidina, cloreto de clorexidina, etanol e água mostraram pequena ou nenhuma habilidade de detoxificação para o lipídeo A. O hidróxido de cálcio tem a vantagem de ser usado no tratamento por vários dias.

Em estudo *in vitro* com dentina humana infectada,[2] *E. faecalis* mostrou-se resistente ao hipoclorito de sódio a 2,5%, à clorexidina a 2%, à água ozonizada e ao ozônio em aplicação durante 20 minutos. Em canais radiculares infectados de dentes de cães,[18] irrigações com hipoclorito de sódio a 2,5%, clorexidina a 2% e vinagre de maçã não foram efetivas na erradicação da infecção endodôntica.

Em estudos longitudinais, Estrela e colaboradores[19] verificaram a eficácia do hipoclorito de sódio e da clorexidina sobre *E. faecalis* presente em infecções endodônticas, por meio de revisão sistemática.

Na estratégia de busca dos estudos empregou-se a combinação dos unitermos *faecalis and sodium hypochlorite,* ou *faecalis and chlorhexidine,* ou *faecalis and root canal infections,* ou *faecalis and endodontics infections,* ou *faecalis and root canal irrigants,* ou *faecalis and irrigant solution,* ou *faecalis and endodontics irrigants,* ou *faecalis and intracanal irrigant.* Os estudos foram selecionados por dois revisores independentes, que determinaram os critérios de inclusão e exclusão. A busca apresentou 229 artigos relacionados, dos quais seis eram de revisão de literatura, 39 relacionavam-se com estudos *in vivo* (humanos ou animais) e 189 incluíam estudos *in vitro*. Dos 39 estudos *in vivo*, cinco preencheram os critérios de inclusão. A estruturação metodológica dos estudos incluídos inviabilizou a combinação de resultados. A eficácia do hipoclorito de sódio e da clorexidina sobre *E. faecalis* foi demonstrada *in vitro* por teste de contato direto.

Nos cinco estudos incluídos (*in vivo*), do total de 159 dentes com infecções endodônticas primárias ou secundárias, detectou-se *E. faecalis* no início do tratamento em 16 dentes por PCR e em 42 por

ATENÇÃO

Em estudos sobre dentina contaminada por *E. faecalis*, tanto o hipoclorito de sódio quanto a clorexidina mostraram reduzir a microbiota presente.

cultura. Após o processo de sanificação, esse microrganismo foi encontrado em 11 dentes por PCR e em 12 por cultura. Observou-se ausência de estudos longitudinais em humanos comprovando a eficácia do hipoclorito de sódio e da clorexidina sobre *E. faecalis*. O processo de sanificação, coadjuvado por esvaziamento, alargamento e ação do hipoclorito de sódio, reduz a microbiota endodôntica remanescente, o que certamente potencializa a ação da medicação intracanal e favoreceum maior nível de sucesso do tratamento endodôntico.

Em relação à retrospectiva da literatura comparando diferentes substâncias irrigadoras com o hipoclorito de sódio, cabe ainda observar a tolerância tecidual dessa substância. A solução de hipoclorito de sódio pode ser considerada aceitável em baixas concentrações (0,5 a 1%).[20]

Nas situações clínicas de polpas vitais, em que a preocupação principal é a manutenção da cadeia asséptica, o hipoclorito de sódio a 1% representa a solução de escolha. Nas situações de necrose pulpar, nas quais o efeito antimicrobiano deve preponderar em associação com a capacidade de dissolução tecidual, o hipoclorito de sódio é usado em concentrações mais elevadas, como a 1 ou 2,5%.

É importante salientar que a capacidade de sanificação, que neutraliza o conteúdo séptico presente e remove microssujidades (como restos de tecidos orgânicos e inorgânicos), é facilitada pela utilização de um considerável volume de solução associada a uma frequência satisfatória. Para alcançar tais objetivos, deve-se atentar para o emprego de EDTA ao final do preparo do canal radicular, removendo toda a *smear layer* presente. A seguir, é feita a limpeza final com hipoclorito de sódio, que potencializa seu efeito em vez de neutralizá-lo, pois, nesse momento, pode controlar a atividade microbiana em maior profundidade, na ausência de raspas dentinárias possivelmente contaminadas.

Quanto ao EDTA, Ostby[8] propôs o uso de um sal derivado de um ácido fraco e orgânico, o etilenodiaminotetracético sal dissódico, pois sua ação quelante permite formular uma solução auxiliar para a instrumentação dos canais radiculares atresiados. Essa solução, na concentração e no pH indicados, é biologicamente compatível com os tecidos da polpa e do periápice. A fórmula do EDTA é composta por EDTA sal dissódico 17 g, água destilada 100 mL e NaOH 5N qsp (quantidade suficiente para) para obter pH 7,3. Ostby[8] adicionou o tensoativo Cetavlon (brometo de cetiltrimetilamônio) à solução de EDTA, formando, assim, uma associação conhecida como EDTAC.

Saquy e colaboradores[22] avaliaram a ação quelante do EDTA em associação com a solução de Dakin por meio de três métodos e concluíram que o EDTA não é inativado quando associado à solução de Dakin, pois seu efeito quelante continua a se processar mesmo na presença de hipoclorito de sódio. Pécora e colaboradores[6] estudaram a permeabilidade da dentina radicular e verificou que a mistura de solução de Dakin com EDTA, ou o uso alternado dessas duas soluções, promove aumento da permeabilidade desse tecido em comparação com o uso isolado da solução de Dakin e da solução de EDTA.

SAIBA MAIS

Uma substância tem parâmetros aceitáveis de biocompatibilidade quando apresenta discreta ou nenhuma reação tecidual em todos os períodos avaliados; ou moderada ou intensa reação tecidual aos 7 dias e redução com o decorrer do tempo, atingindo o escore de reação tecidual não significativo aos 60 dias.[21]

Lopes e Siqueira Jr.[4] observaram que a agitação mecânica do EDTA com uma espiral Lentulo influencia a maior remoção da *smear layer* das paredes dos canais radiculares. As Figuras 3.7 e 3.8 demonstram a ausência de *smear layer* nas paredes do canal radicular com o uso de hipoclorito de sódio, vinagre de maçã e clorexidina, seguido da ação de EDTA.

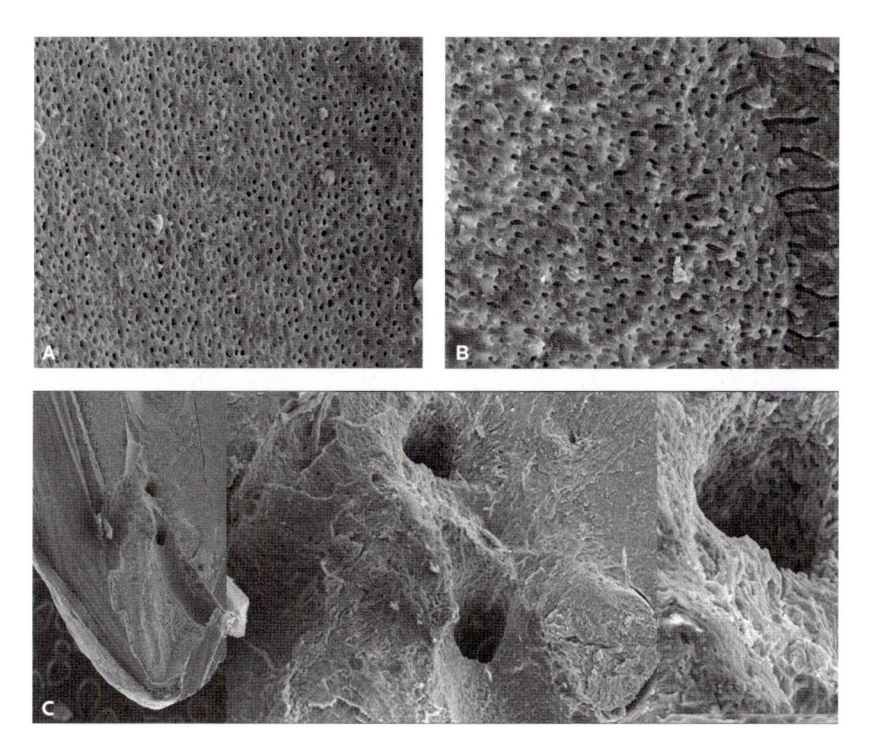

Figura 3.7 — Túbulos dentinários abertos após o uso de vinagre de maçã e EDTA a 17%.

Fonte: Estrela.[7]

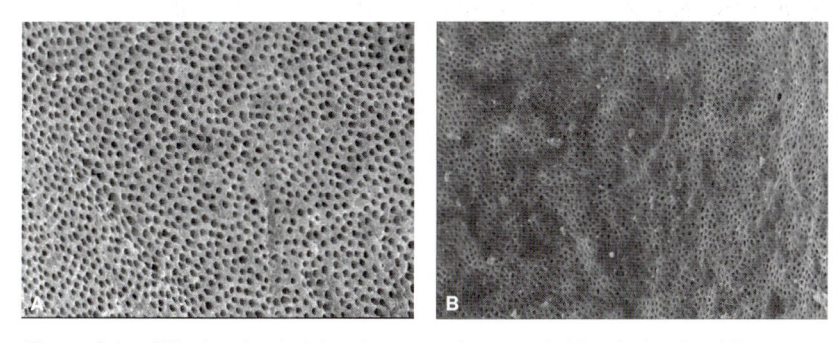

Figura 3.8 — Túbulos dentinários abertos após o uso de hipoclorito de sódio a 2,5% e clorexidina a 2% e ácido etilenodiaminotetracético (EDTA) a 17%.

Fonte: Estrela.[7]

Medicação intracanal

As ciências biológicas vivem um expressivo momento histórico, que reflete avanços técnico-científicos importantes e capazes de impulsionar as necessárias transformações conceituais. A conquista de novos métodos de pesquisa, associada à evolução da biologia celular e molecular, da bioquímica, da microbiologia e da genética, evidencia muitos dos avanços da ciência endodôntica. Por conseguinte, urge a necessidade de uma íntima e indissociável relação entre as ciências básicas e clínicas, a fim de permitir um melhor aproveitamento e entendimento desses avanços.

O **processo de sanificação** em endodontia tem sido pesquisado e discutido sobre vários enfoques. É aceito que um dos fatores condicionantes, considerado pré-requisito para a instalação da patologia pulpar e periapical, é a presença de microrganismos.

Além desses especiais habitantes presentes nas infecções endodônticas, observa-se que a **morfologia da cavidade pulpar** impõe dificuldades, o que torna complexa a realização de um adequado controle microbiano. A ação terapêutica das substâncias antimicrobianas empregadas como auxiliares no preparo do canal radicular exige um determinado tempo para expressar maior efetividade.

Na análise anatômica, nota-se que, pelo contato direto sobre os microrganismos presentes na luz do canal radicular, a efetividade antimicrobiana de uma substância química irrigadora é adequada para reduzir de modo expressivo a população microbiana, além de favorecer o esvaziamento a partir da dissolução tecidual, como acontece quando se emprega o hipoclorito de sódio. Porém, para uma ação sobre os microrganismos que alcançaram e se alojaram no interior dos túbulos dentinários, nas ramificações dentinárias e em espaços vazios presentes em áreas do cemento apical (o que impõe a atividade por contato indireto), é preciso optar por uma medicação intracanal que possa atuar a distância e por longo tempo.[1]

Somada à complexa morfologia interna e aos agentes agressores microbianos, a dinâmica e especial **resposta do hospedeiro** é outro desafio a ser ultrapassado. Os fatores de suscetibilidade das respostas do hospedeiro jamais devem ser relegados ao segundo plano.

OBJETIVOS DE APRENDIZAGEM

- Reconhecer a importância da medicação intracanal
- Selecionar a medicação intracanal e identificar em que situações ela deve ser utilizada

LEMBRETE

Determinar e conhecer os microrganismos predominantes em canais radiculares infectados é fator decisivo na escolha do processo de controle microbiano.

A dinâmica existente entre microrganismo, virulência e resposta orgânica incentivou o desenvolvimento de pesquisas que proporcionam explicações e definições mais compreensíveis e convincentes acerca da íntima relação entre microbiologia e patologia. A presença e a distribuição de microrganismos em canais radiculares infectados e sua influência como expressivo precursor das reações inflamatórias da polpa dentária e dos tecidos periapicais permitiu estabelecer uma importante associação de causa e efeito, definindo melhor alguns parâmetros de respostas a diferentes agentes agressores.

Com base na evidência do papel dos microrganismos no desenvolvimento e na manutenção de infecções no canal radicular e na região periapical, parece oportuno reportar que a presença de microrganismos durante o tratamento endodôntico pode não conduzir ao fracasso, embora sua ausência certamente favoreça o sucesso. O estabelecimento de condutas simplistas, apoiadas no imediatismo e no fator econômico, não comunga com as evidências científicas, oriundas de pesquisas bem orientadas que se estruturaram ao longo de vários anos.

LEMBRETE

A identificação da microbiota presente nos canais radiculares infectados é fator decisivo na seleção da medicação intracanal.

A polêmica de épocas passadas, vivida na fase medicamentosa da endodontia, muito provavelmente foi justificada pelas indefinições nos conceitos de modelagem e sanificação. Posteriormente, com a melhora e o desenvolvimento de novos materiais para a confecção de instrumentos endodônticos, associados ao emprego de substâncias químicas com excelentes propriedades antimicrobianas, houve redução no grande destaque que essa fase medicamentosa vinha recebendo. Assim que foram superados obstáculos como esses, definiram-se condutas aplicáveis e funcionais, e os princípios biológicos da endodontia foram resguardados.

O raciocínio atual considera o emprego de medicação intracanal com potencialidade de ação eficaz contra diferentes tipos respiratórios de microrganismos (aeróbios, microaerófilos e anaeróbios). O foco de atenção para a eliminação microbiana está voltado às condições que determinam o crescimento e a multiplicação, ou seja, que influenciam a atividade enzimática das bactérias, como pH, temperatura, pressão osmótica, concentração de oxigênio, concentração de dióxido de carbono e concentração de substrato.[1, 2]

LEMBRETE

Os três parâmetros principais da seleção da medicação intracanal estão relacionados ao potencial antimicrobiano, à histocompatibilidade e à capacidade de estimulação dos tecidos do hospedeiro, a fim de favorecer a reparação tecidual.

Assim, impõe-se a necessidade do emprego de uma medicação intracanal com indicações em diferentes momentos: manutenção do saneamento conquistado durante o preparo do canal radicular em condições de vitalidade pulpar; controle de microrganismos que resistiram à fase do preparo de canais infectados; controle de reabsorções radiculares; auxílio no controle de exsudatos persistentes; tratamento de lesões periapicais extensas; apicificações e perfurações radiculares.[1-3]

Para a correta seleção da medicação intracanal, devem ser considerados o conhecimento da microbiota endodôntica (infecção primária, secundária ou persistente); o mecanismo de ação da medicação intracanal; a efetividade antimicrobiana (tempo para atuação, alcance na massa dentinária, resistência microbiana) e a compatibilidade biológica.[1,2]

A dissociação iônica do hidróxido de cálcio em íons cálcio e íons hidroxila e o efeito desses íons sobre os tecidos e os microrganismos possibilitaram sua consagração como a medicação intracanal mais empregada, permanecendo firme às provas da pesquisa e do tempo.

Acredita-se que o representativo destaque do hidróxido de cálcio entre os fármacos endodônticos se deve a suas importantes propriedades, como a inibição de enzimas bacterianas a partir da ação em nível de membrana citoplasmática, a qual conduz ao efeito antimicrobiano, e a ativação enzimática tecidual observada a partir de sua ação sobre a fosfatase alcalina, que motiva seu efeito mineralizador.

LEMBRETE

O hidróxido de cálcio é a medicação intracanal mundialmente mais empregada, pois agrega o maior número de propriedades desejáveis.

SAIBA MAIS

Em 1920, o alemão Bernhard W. Hermann concluiu seu doutorado em Ciências Naturais com uma pesquisa pioneira sobre o hidróxido de cálcio[18]. Holland[19-22] tem estudado o hidróxido de cálcio há mais de 45 anos, tendo descrito seu mecanismo de ação biológica em tecido conjuntivo (polpas dentais de cães).[20]

HIDRÓXIDO DE CÁLCIO

Para uma melhor compreensão das propriedades biológicas e antimicrobianas do hidróxido de cálcio, torna-se necessária uma análise mais detalhada de suas características químicas.

O hidróxido de cálcio é constituído por uma base forte (pH 12,6), pouco solúvel em água (1,2 g/L), obtida por calcinação (aquecimento) do carbonato de cálcio até sua transformação em óxido de cálcio (cal viva). Com a hidratação do óxido de cálcio, chega-se ao hidróxido de cálcio.[6,10,16,44] A reação entre este e o gás carbônico leva à formação do carbonato de cálcio, e tais reações podem ser representadas como disposto na Figura 4.1.

As alterações nas propriedades biológicas do hidróxido de cálcio podem também ser esclarecidas pelas reações químicas demonstradas, uma vez que, na presença de dióxido de carbono, ele se transforma em carbonato de cálcio. Esse produto formado não apresenta as propriedades ideais, pois tem as características químicas de um óxido ácido fraco.[8,11]

A dissociação iônica do hidróxido de cálcio em íons hidroxila e íons cálcio pode ser explicada pelas representações químicas exibidas nas Figuras 4.2 e 4.3. Levando-se em conta o peso molecular do hidróxido de cálcio (74,08 g), por meio de uma regra de três, obtém-se a porcentagem de íons hidroxila, que corresponde a 45,89%, enquanto os íons cálcio representam 54,11%. Ou seja, quando se coloca hidróxido de cálcio no canal radicular, 45,89% e 54,11% se dissociam respectivamente em íons hidroxila e íons cálcio.[1,8]

LEMBRETE

As propriedades biológicas e antimicrobianas do hidróxido de cálcio são oriundas de sua dissociação iônica em íons cálcio e íons hidroxila, que agem sobre tecidos e bactérias.

Hidróxido de cálcio

OBTENÇÃO

$CaCO_{3(s)} \rightarrow CaO + CO_{2(g)}$

$CaO_{(s)} + H_2O \rightarrow Ca(OH)_{2(s)}$

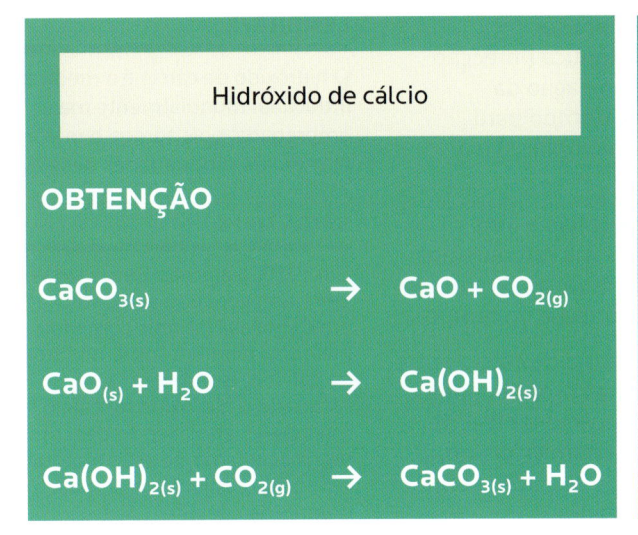

$Ca(OH)_{2(s)} + CO_{2(g)} \rightarrow CaCO_{3(s)} + H_2O$

Figura 4.1 — Esquema da obtenção do hidróxido de cálcio.
Fonte: Estrela.[12]

Dissociação iônica do $Ca(OH)_2$

$Ca(OH)_2 \rightleftharpoons Ca^{2+} + OH^-$

$1^n Ca^{2+} = 40,08$

$1^n OH^- = 17,0 \rightarrow 2^n OH^- = 34,0$

$1^n Ca(OH)_2 = 74,08$

Figura 4.2 — Dissociação iônica do hidróxido de cálcio.
Fonte: Estrela.[12]

Dissociação iônica do $Ca(OH)_2$

$74,0 \rightarrow 100\%$

$34,0 \rightarrow X = 45,89\%$

$1^n Ca(OH)_2 \begin{array}{l} \rightarrow Ca^{2+} = 54,11\% \\ \rightarrow 2OH^- = 45,89\% \end{array}$

Figura 4.3 — Dissociação iônica do hidróxido de cálcio
Fonte: Estrela.[12]

Holland,[3] em um estudo morfológico e histoquímico em dentes de cães, analisou o processo de reparo da polpa dental após pulpotomia e proteção com hidróxido de cálcio. Na zona granulosa superficial interposta entre a zona de necrose e a zona granulosa profunda, estavam presentes granulações grosseiras dotadas de sais de cálcio, em parte constituídas por carbonato de cálcio sob a forma de calcita e por complexos cálcio-proteínas. Nessa fração mineral, houve reação positiva ao ácido cloranílico e ao método de von Kossa, evidenciando a participação ativa dos íons cálcio do material capeador no novo tecido mineralizado. Resultados semelhantes foram obtidos, posteriormente, por Seux e colaboradores.[13]

A importância dos íons cálcio do hidróxido de cálcio mereceu destaque posteriormente aos resultados histoquímicos evidenciados por Holland.[3] Heithersay[14] admite que tais íons podem reduzir a permeabilidade de novos capilares em tecido de granulação, diminuindo a quantidade de líquido intercelular. Além disso, esclarece que uma elevada concentração de íons cálcio pode ativar a pirofosfatase, membro do grupo das enzimas fosfatases que também tem função importante no processo de mineralização.

A dissociação iônica do hidróxido de cálcio constitui um expressivo aspecto para seu efetivo mecanismo de ação. Nesse sentido, estudos de Safavi e Nakayama[15] e de Estrela e colaboradores[16] observaram aspectos importantes relativos aos veículos que têm sido associados ao hidróxido de cálcio, sendo o hidrossolúvel (água destilada) o indicado.

Safavi e Nakayama[15] analisaram a influência da glicerina e do propilenoglicol na dissociação do hidróxido de cálcio em solução. Os resultados do experimento mostraram que a condutividade do hidróxido de cálcio nesses veículos foi essencialmente zero. Desse modo, considerando que *E. faecalis* (bactéria importante na periodontite apical) é capaz de resistir ao pH 11,9 , pode-se concluir que o uso de elevadas concentrações de glicerina ou propilenoglicol como veículos misturados pode reduzir a efetividade do hidróxido de cálcio como medicação intracanal.

CARACTERÍSTICAS DA CITOLOGIA BACTERIANA

Um aspecto essencial para o conhecimento do mecanismo de ação do hidróxido de cálcio é o entendimento de algumas estruturas das células bacterianas.

A forma das bactérias pode ser observada por meio da coloração de Gram, que as divide em dois grupos: Gram-positivas e Gram-negativas, aproximadamente iguais em número e importância. A reação das bactérias à técnica de Gram expressa diferentes características, especialmente no que diz respeito a aspectos como composição química, estrutura, permeabilidade da parede celular, fisiologia, metabolismo e patogenicidade.[17-20]

A parede da célula Gram-negativa é constituída por estruturas de múltiplas camadas bastante complexas que não retêm o corante quando submetidas a solventes nos quais o corante é solúvel, sendo descoloradas e, quando acrescentado outro corante, adquire a nova coloração. Já a parede da célula Gram-positiva consiste em única camada que retém o corante aplicado, não adquirindo a coloração do segundo corante.[17]

Nas bactérias Gram-negativas, a parede celular é composta por uma camada de peptidioglicano e três outros componentes que a envolvem externamente: lipoproteína, membrana externa e lipopolissacarídeo.

O **peptidioglicano**, responsável pela forma das células e pela proteção do citoplasma diante das diferenças de pressão osmótica entre os meios externo e interno, confere rigidez ao corpo bacteriano. É formado por dois açúcares aminados, o ácido N-acetil glicosamina e o ácido N-acetil murâmico, e por um tetrapeptídeo, sempre ligado ao resíduo de ácido N-acetil murâmico. As subunidades peptídicas de cadeias glicídicas adjacentes são unidas entre si por ligações diretas ou indiretas (pontes de ligação). O peptidioglicano situa-se no espaço periplásmico, localizado entre a membrana citoplasmática (interna) e a membrana externa, onde também são encontradas enzimas hidrolíticas (fosfatases, nucleases, proteases e outras), que facilitam a nutrição bacteriana; proteínas de ligação, que participam da captação de açúcares; e aminoácidos a partir do meio, enzimas que inativam certos antibióticos.[17, 18, 21, 22]

A **lipoproteína** está ligada de modo covalente ao peptidioglicano e não covalente à membrana externa. Sua função, inferida de estudos realizados com amostras mutantes, é estabilizar a membrana externa e ancorá-la à camada de peptidioglicano. A **membrana externa** é uma dupla camada que contém fosfolipídeos e proteínas e apresenta, em sua camada externa, o lipopolissacarídeo.[17] Entre suas funções, ela representa uma barreira molecular, prevenindo ou dificultando a perda de proteínas periplasmáticas e o acesso de enzimas hidrolíticas e certos antibióticos ao peptidioglicano. A membrana externa possui receptores para bacteriófagos e bacteriocinas e participa da nutrição bacteriana. O **lipopolissacarídeo** consiste no lipídeo A (endotoxina), ao qual estão ligadas duas regiões de natureza polissacarídica, o *core* e as cadeias laterais. O lipídeo A é um glicofosfolipídeo cujo papel biológico consiste na participação nos mecanismos de patogenicidade da célula bacteriana.[18, 19]

LEMBRETE

As bactérias Gram-positivas e Gram-negativas caracterizam-se por graus diferentes de virulência.

Entretanto, a parede celular das bactérias Gram-positivas e Gram-negativas é diferente. A parede celular da bactéria Gram-positiva é espessa, com 10 a 50 μm, chegando até a 80 μm, enquanto a da Gram-negativa é menos espessa, alcançando 7,5 a 10 μm. A membrana citoplasmática adere fortemente ao componente interno da célula bacteriana. A parede celular da bactéria Gram-positiva é única e consiste em uma camada espessa, composta quase completamente por peptídioglicano, responsável pela manutenção da célula e e sua rigidez. As múltiplas camadas de peptidioglicano (15 a 50 μm) das bactérias Gram-positivas constituem uma estrutura extremamente forte em tensão, enquanto nas Gram-negativas o peptidioglicano é apenas uma camada delgada e, consequentemente, frágil (Figs. 4.4 e 4.5).[19, 20, 22]

Como fatores de ataque ou agressão, as bactérias Gram-negativas são constituídas por uma endotoxina, o lipopolissacarídeo, que lhes confere a propriedade de patogenicidade. Já nas bactérias Gram-positivas, a exotoxina utiliza vários mecanismos de agressão, entre os quais aqueles dependentes do ácido lipoteicoico, que tem como característica principal a aderência.

O lipopolissacarídeo apresenta um expressivo fator de virulência, determinando efeitos biológicos que resultam na amplificação das reações inflamatórias. Essa endotoxina é um antígeno fraco não específico pobremente neutralizado por anticorpos, capaz de ativar a cascata do complemento. A ativação do complemento envolve a formação de cininas, outro importante mediador da inflamação. Além disso, ativa plaquetas, mastócitos, basófilos e células endoteliais. O lipopolissacarídeo induz os macrofágos a secretarem outras proteínas, interleucinas (IL-1, IL-6 e IL-8), fator alfa de necrose tumoral (TNF-α), oxigênio reativo, nitrogênio intermediário (óxido nítrico), interferon-α, β e γ, fatores ativadores de plaquetas e prostaglandinas. Esses importantes fatores causam reabsorções ósseas nas lesões periapicais.[17-20, 22]

Mesmo quantidades pequenas de endotoxinas são capazes de induzir a resposta inflamatória periapical. Uma possível explicação para a multiplicidade de achados com endotoxinas é a variabilidade genética do lipopolissacarídeo de diferentes microrganismos. As endotoxinas são encontradas em maior quantidade em dentes sintomáticos que naqueles assintomáticos.[18-23]

O peptidioglicano, componente da parede celular das células Gram-positivas, cuja contagem é 40% da massa das células, é ligado de modo covalente ao ácido lipoteicoico. Este é composto por polímeros de fosfoglicerol com glicolipídeo no final, sendo um potente modificador da resposta biológica. O glicolipídeo e o ácido lipoteicoico se ligam às membranas celulares, particularmente de linfócitos e macrófagos, resultando em ativação celular. São capazes, também, de ativar a cascata do complemento, induzindo a inflamação pulpar e periapical.[17-22] As Figuras 4.4 e 4.5 demonstram esquematicamente uma representação do envelope celular das bactérias Gram-negativas e Gram-positivas.

Diferentemente da célula humana, a célula bacteriana apresenta como característica específica uma parede celular que, em conjunto com a membrana citoplasmática, forma o envelope celular das bactérias.

ATENÇÃO
O lipopolissacarídeo é expressivo fator de virulência e confere patogenicidade às bactérias Gram-negativas.

Estrutura celular Gram-negativa

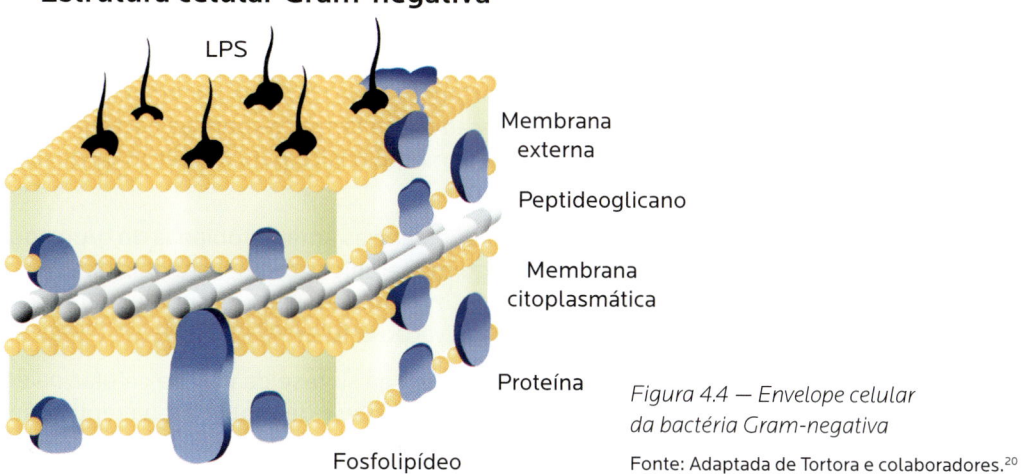

Figura 4.4 — Envelope celular da bactéria Gram-negativa
Fonte: Adaptada de Tortora e colaboradores.[20]

Estrutura celular Gram-positiva

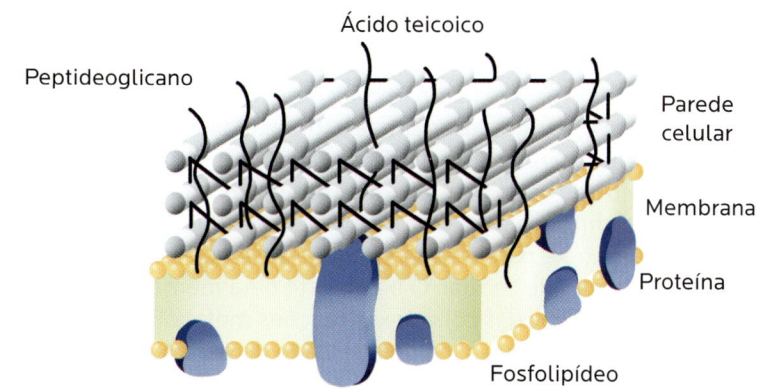

Figura 4.5 — Envelope celular da bactéria Gram-positiva
Fonte: Adaptada de Tortora e colaboradores.[20]

O envelope celular das bactérias Gram-negativas consiste quimicamente em 20 a 25% de fosfolipídeos e 45 a 50% de proteínas, sendo os 30% restantes relativos ao lipopolissacarídeo.

LEMBRETE

As principais condições físico-químicas favoráveis ao crescimento e à reprodução das bactérias são temperatura, pH, pressão osmótica e concentração de substrato, de dióxido de carbono e de oxigênio.[18]

A membrana citoplasmática, subjacente à parede celular, é formada por dupla camada fosfolipoproteica e tem fundamental importância na estrutura bacteriana. Ela atua como barreira osmótica (a substâncias ionizadas e grandes moléculas) e é livremente permeável aos íons sódio e aos aminoácidos (permeabilidade seletiva). Além disso, é sede de importantes sistemas enzimáticos envolvidos nos últimos estágios da formação da parede celular, participantes da biossíntese de lipídeos e responsáveis pelo transporte de elétrons e de enzimas envolvidas no processo de fosforilação oxidativa.[18, 19] Como sede enzimática, muitas bactérias produzem proteinases que hidrolisam as proteínas, uma vez que as bactérias geralmente são incapazes de utilizar macromoléculas.

De acordo com inúmeras pesquisas, o hidróxido de cálcio tem sido a substância mais utilizada em endodontia.[1, 7] Desse modo, é importante considerar e analisar a dinâmica química, biológica e microbiológica dessa substância, já que estruturas microbianas podem ser afetadas por seu emprego.

MECANISMO DE AÇÃO

A partir do conhecimento da dinâmica química do hidróxido de cálcio e de algumas características da citologia bacteriana, pode-se discutir o mecanismo de ação desse fármaco sobre as bactérias e os tecidos, que constitui o fundamento básico para a seleção de qualquer medicação intracanal.

De modo geral, as substâncias antimicrobianas do grupo dos antibióticos e/ou quimioterápicos promovem dois tipos de efeitos sobre os microrganismos: inibem seu crescimento ou reprodução ou os induzem à inativação celular.

Tais efeitos se expressam na síntese da parede celular, na estrutura da membrana celular, na síntese de proteínas, na replicação cromossômica e no metabolismo intermediário. Desse modo, poderia ser questionado em que nível o hidróxido de cálcio exerce seu efeito controlador. Adotando-se como referência o conhecimento microbiológico e farmacológico do antibiótico e/ou quimioterápico sobre os microrganismos, o mecanismo de ação do hidróxido de cálcio poderia ser mais bem elucidado. Assim, é importante analisar isoladamente o efeito do pH sobre o crescimento, o metabolismo e a divisão celular bacteriana.[16, 24]

A velocidade das reações químicas favorecidas pelas enzimas, as quais podem estar presentes tanto extra como intracelularmente, é influenciada pelo substrato. As enzimas extracelulares atuam sobre nutrientes, carboidratos, proteínas e lipídeos, os quais favorecem a digestão por meio das hidrolases. As enzimas localizadas na membrana citoplasmática estão relacionadas ao transporte de substâncias para dentro e para fora da célula, à atividade respiratória e à estruturação da parede celular. O transporte pela membrana é fundamental, pois, para suas complexas reações metabólicas, de crescimento e de reprodução, há necessidade do controle do fluxo de nutrientes.[1, 16, 25, 26]

LEMBRETE

A variação do pH reflete no crescimento bacteriano, pois influencia a atividade enzimática.

Kodukula e colaboradores[27] relataram que a atividade enzimática das bactérias é inibida em condições de elevado pH (baixa concentração de íons H⁺). Além disso, cada enzima possui um pH ótimo para a sua ação, segundo o qual reage com uma velocidade máxima. O pH interno das bactérias é diferente do pH externo, e seu valor oscila em torno da neutralidade. O mecanismo que mantém essa neutralidade ainda é desconhecido. Acrescido a esse fato, a diferença do pH interior e exterior da célula pode determinar o mecanismo pelo qual a atividade celular é influenciada pela concentração de íons hidrogênio.

Considera-se, todavia, a existência de um gradiente de pH através da membrana citoplasmática, que é responsável por produzir energia para o transporte de nutrientes e componentes orgânicos para o interior da célula. Esse gradiente pode ser afetado pela mudança no pH do meio, influenciando o transporte químico através da membrana.

Os componentes não ionizados são transportados muito mais facilmente através da membrana celular que os ionizados. Desse modo, conforme o pH, pode haver maior disponibilidade de nutrientes, e um intenso transporte pode induzir inibição e efeitos tóxicos sobre a célula.[27, 28]

O crescimento bacteriano em pH inferior ao seu pH interno torna o citoplasma mais alcalino do que o meio; por sua vez, quando o crescimento ocorre em pH alto, seu citoplasma fica mais ácido.[11, 21, 24] O crescimento bacteriano em pH elevado pode levar a complicações fisiológicas muito complexas.

A membrana citoplasmática relaciona-se a três funções essenciais: metabolismo, crescimento e divisão celular. Além disso, participa dos últimos estágios da formação da parede celular, da biossíntese de lipídeos e do transporte de elétrons, sendo responsável pelos mecanismos de transporte de nutrientes e por etapas da duplicação celular.[19]

Poucas espécies podem crescer em pH menor que 2 ou maior que 10. A maioria das bactérias patogênicas cresce melhor em meio neutro. Assim, de acordo com o pH ideal ao crescimento, essas bactérias podem ser classificadas em três categorias: acidófilas, neutrófilas e alcalófilas.[23]

É possível haver uma inativação enzimática reversível (temporária) quando a enzima é colocada em pH acima ou abaixo do ideal para seu funcionamento. Contudo, uma vez recolocada em pH ideal, a enzima pode tornar a adquirir sua atividade catalítica. Sua irreversibilidade pode ser observada em condições extremas de pH por longos períodos de tempo, promovendo a perda total da atividade biológica.[1, 23]

> Valores extremos de pH causam o desenrolamento da maioria das proteínas globulares e a perda de suas atividades biológicas sem romper ligações covalentes no esqueleto polipeptídico. Por vários anos, pensou-se ser irreversível o processo de desnaturação das proteínas. Entretanto, demonstrou-se que algumas proteínas globulares desnaturadas em decorrência do pH readquirem sua estrutura nativa e sua atividade biológica, desde que o pH retorne ao valor normal, sendo esse processo denominado renaturação [...].[29]

A configuração tridimensional nativa de uma dada proteína é sua configuração mais estável em condições biológicas de temperatura

SAIBA MAIS

O efeito do pH sobre o transporte químico pode ser direto, quando influencia a atividade específica das proteínas da membrana (combinação com o grupo químico específico), ou indireto, quando pode levar a alterações dos estados de ionização dos nutrientes orgânicos.

RENATURAÇÃO

Processo pelo qual uma proteína globular desnaturada readquire sua estrutura nativa e sua atividade biológica quando seu pH retorna ao valor normal.

e pH, e essa configuração é consequência direta de sua sequência específica de aminoácidos.[19, 21, 23, 28, 29]

Várias proteínas presentes na superfície da membrana celular são especializadas no transporte de ácidos e bases pela membrana. A regulação de pH celular é fundamental, uma vez que mudanças de pH podem desgovernar e afetar o metabolismo celular, atuando na ionização de grupos de proteínas pela desconfiguração e alteração das suas atividades. O metabolismo celular depende do pH para a atividade enzimática, altera o substrato e afeta o crescimento e a proliferação celular.[8, 21, 25]

Putnam,[25] descrevendo a regulação de pH intracelular, relatou que o pH influencia diferentes processos celulares, como o metabolismo celular; o citoesqueleto (podendo alterar a forma, a motilidade, a regulação de transportadores, a polimerização de elementos); a ativação de crescimento e proliferação celular; a condutibilidade e o transporte através da membrana; e o volume celular isosmótico. Dessa forma, muitas funções celulares podem ser afetadas pelo pH, incluindo as enzimas essenciais ao metabolismo celular.

Outro processo a ser considerado consiste no transporte químico pela membrana celular, que pode ser alterado conforme a quantidade de íons hidroxila presentes, por meio do processo de peroxidação lipídica. A perda de integridade da membrana pode ser observada pela destruição de ácidos graxos insaturados ou fosfolipídeos. Quando íons hidroxila removem átomos de hidrogênio de ácidos graxos insaturados, forma-se um radical lipídico livre que reage com o oxigênio molecular, transformando-se em outro radical peróxido lipídico. A peroxidação lipídica pode ser formada novamente a partir de um novo indutor, íons hidroxila, que roubam átomos de hidrogênio de um segundo ácido graxo insaturado, resultando em outro peróxido lipídico e outro novo radical lipídico livre, constituindo uma reação em cadeia.[30]

Considerando todo o raciocínio sobre processos e atividades isoladas do pH em sítios enzimáticos essenciais, como acontece em nível da membrana, torna-se mais esclarecedor associar o hidróxido de cálcio, substância dotada de elevado pH, a efeitos biológicos lesivos sobre a célula bacteriana, para explicar seu mecanismo de ação. Com essa finalidade, Estrela e colaboradores[1] estudaram o efeito biológico do pH na atividade enzimática de bactérias anaeróbias. Como os sítios enzimáticos estão localizados na membrana citoplasmática, que é responsável por funções essenciais (como metabolismo, crescimento e divisão celular) e participa dos últimos estágios de formação da parede celular, biossíntese de lipídeos e transporte de elétrons, acredita-se que os íons hidroxila do hidróxido de cálcio desenvolvem seu mecanismo de ação no nível da membrana citoplasmática. O efeito do elevado pH do hidróxido de cálcio (12,6), influenciado pela liberação de íons hidroxila, pode alterar a integridade da membrana citoplasmática por meio de agressões químicas aos componentes orgânicos e transporte de nutrientes, ou pela destruição de fosfolipídeos ou ácidos graxos insaturados da membrana citoplasmática, observada pelo processo de peroxidação lipídica, sendo esta, na realidade, uma reação de saponificação.[1, 24]

A explicação do mecanismo de ação do pH do hidróxido de cálcio no controle da atividade enzimática bacteriana permitiu que Estrela e colaboradores[31] levantassem a hipótese de uma inativação enzimática bacteriana irreversível em condições extremas de pH, em longos períodos de tempo, bem como de uma inativação enzimática bacteriana temporária, quando do retorno do pH ideal à ação enzimática, havendo volta à sua atividade normal. A inativação enzimática irreversível foi demonstrada por esses autores.[32] A alteração da integridade da membrana citoplasmática dos microrganismos analisados ocorreu no período de 72 horas, o qual possibilitou sua destruição tanto em culturas puras quanto em mistas. A inativação enzimática reversível pode ser observada em outro estudo realizado por Estrela e colaboradores,[31] que avaliaram o efeito antimicrobiano indireto do hidróxido de cálcio em túbulos dentinários infectados por diferentes microrganismos, em intervalos de tempo de 0, 48, 72 horas e 7 dias. Os resultados mostraram que o hidróxido de cálcio foi inefetivo por ação a distância (ação indireta) no período de 7 dias contra vários microrganismos. Esses estudos respaldam a hipótese levantada.

A hidrossolubilidade ou não do veículo empregado (diferença de viscosidade), a característica ácido-base, a maior ou menor permeabilidade dentinária, e o grau de calcificação presente podem influenciar a velocidade de dissociação e difusão de íons hidroxila. Além disso, alguns veículos podem alterar o pH do hidróxido de cálcio.[16]

Outra forma de ação antimicrobiana do hidróxido de cálcio foi demonstrada por Safavi e Nichols.[31, 32] Esses autores, estudando o efeito do hidróxido de cálcio sobre o lipopolissacarídeo bacteriano, demonstraram que os íons hidroxila podem hidrolisar o lipopolissacarídeo presente na parede celular das bactérias, degradando o lipídeo A e neutralizando seu efeito residual após a lise celular.

O lipopolissacarídeo é um componente da parede celular das bactérias Gram-negativas, com o privilégio de estar superficialmente localizado e ter ação tóxica, sendo considerado a endotoxina dessas bactérias. Além da ação demonstrada sobre esse componente, o hidróxido de cálcio inibe as enzimas da membrana citoplasmática tanto das bactérias Gram-negativas quanto das Gram-positivas, independentemente do efeito do oxigênio sobre seu metabolismo, que as classifica em aeróbias, microaerófilas e anaeróbias.[31, 32]

Outrossim, considerando a discussão em questão, Estrela e colaboradores[1] reportaram que o hidróxido de cálcio apresenta duas expressivas propriedades enzimáticas: a de inibir enzimas bacterianas, gerando efeito antimicrobiano, e a de ativar enzimas teciduais, como a fosfatase alcalina, gerando efeito mineralizador.

É importante salientar que algumas bactérias mostram-se mais resistentes e prevalentes em determinadas infecções endodônticas (infecção primária, secundária ou persistente; infecção sintomática ou assintomática).

Os microrganismos são importantes fatores etiológicos nos fracassos endodônticos. No entanto, além da infecção intrarradicular e extrarradicular, destacam-se ainda, como agentes expressivos nos fracassos endodônticos, a reação de corpo estranho e o cisto com cristais de colesterol.[33, 34]

LEMBRETE

A propriedade do hidróxido de cálcio de hidrolisar o lipopolissacarídeo é fundamental como agente antimicrobiano.

LEMBRETE

O hidróxido de cálcio apresenta duas propriedades enzimáticas: inibir enzimas bacterianas e ativar enzimas teciduais.

> **SAIBA MAIS**
>
> Love[35] investigou o possível mecanismo capaz de explicar a capacidade de *E. faecalis* sobreviver e crescer dentro dos túbulos dentinários e reinfectar um canal radicular obturado. Ele observou que o fator de virulência de *E. faecalis* pode estar relacionado à habilidade para invadir os túbulos dentinários e aderir ao colágeno.

Um importante estudo sobre o mecanismo envolvido na resistência de *E. faecalis* ao hidróxido de cálcio foi realizado por Evans e colaboradores.[9] Esse estudo confirmou que *E. faecalis* é resistente ao hidróxido de cálcio em pH igual ou inferior a 11,1. Uma resposta adaptativa ao pH alcalino e à síntese de proteínas induzidas por estresse parecem ter um papel menor na sobrevivência celular, enquanto o funcionamento da bomba de prótons, que tem capacidade de acidificar o citoplasma, mostrou-se crucial à sobrevivência dessas bactérias em meios de elevado pH. O hipoclorito de sódio mostrou-se eficaz para eliminar *E. faecalis*.

Um estudo utilizando modelo de biofilme em dentina humana[1] demonstrou que o hipoclorito de sódio a 2,5% e a clorexidina a 2% também foram ineficazes na eliminação de *E. faecalis*.

Todos esses estudos realizados contribuíram de modo significativo para o entendimento de que, para que o hidróxido de cálcio possa expressar as propriedades desejáveis, seu pH deve se manter o mais elevado possível. Por conseguinte, o veículo que possibilita essa característica deve ser hidrossolúvel (como a água destilada ou a solução fisiológica).

> **ATENÇÃO**
>
> *Enterococcus faecalis*, bactéria facultativa, Gram-positiva, capaz de tolerar meio ambiente com pH elevado (em torno de 11), tem sido constantemente associada a fracassos após o tratamento endodôntico.

Antes de toda essa análise antimicrobiana do hidróxido de cálcio, Holland e colaboradores[3, 5-7] já haviam demonstrado a capacidade desse medicamento de estimular a formação de uma barreira de tecido duro (tecido mineralizado). O mecanismo de ação biológica do hidróxido de cálcio em polpas dentárias foi estudado por Holland[3] em 1966. Esse mecanismo de ação retrata uma análise morfológica e histoquímica do processo de reparo da polpa dentária após pulpotomia e proteção pulpar. No momento em que o hidróxido de cálcio entra em contato direto com o tecido, ocorre uma dissociação em íons cálcio e íons hidroxila. Esses íons hidroxila, por sua vez, produzem uma desnaturação proteica, em virtude de seu elevado pH. A profundidade dessa atuação varia de acordo com o tipo de hidróxido de cálcio empregado (na forma de pó, pasta hidrossolúvel ou cimento) e com o veículo utilizado. Em conjunto com esses íons hidroxila, penetram íons cálcio que, no limite entre o tecido desnaturado e o tecido vivo, precipitam-se na forma de carbonato de cálcio (reação dos íons cálcio com o dióxido de carbono do tecido), responsáveis pelas granulações de carbonato de cálcio, birrefringentes à luz polarizada.

Essas granulações de carbonato de cálcio, sob a forma de calcita, podem ser detectadas 2 horas após o contato do hidróxido de cálcio com o tecido. Observam-se também complexos cálcio-proteínas, abaixo dessas granulações de sais de cálcio amorfas, caracterizando uma área de calcificação distrófica. Nesse local, está presente o material aprisionado, ou seja, células, vasos e fibras. Dessa forma, podem-se caracterizar cinco zonas como resultado do contato do hidróxido de cálcio com o tecido pulpar:

- zona de necrose de coagulação (correspondente à área de desnaturação proteica do tecido pulpar);
- zona granulosa superficial (constituída por granulações grosseiras de carbonato de cálcio);
- zona granulosa profunda (exibe finas granulações de sais de cálcio e representa uma área de calcificação distrófica).

Em intervalos de 2 a 48 horas, as granulações de carbonato de cálcio aumentam em número e tamanho. Também na zona granulosa profunda, os sais de cálcio continuam a ser depositados. É possível que, com a desnaturação proteica da zona de necrose, ocorra a liberação de radicais ativos que atrairiam, eletrostaticamente, sais de cálcio para sua proximidade, contribuindo dessa forma para a precipitação de sais de cálcio na zona granulosa profunda.

Dois dias após a aplicação do hidróxido de cálcio, na zona granulosa profunda e em suas imediações, as fibras do tecido pulpar se dispõem paralelamente ao longo eixo do dente. Abaixo da zona granulosa profunda surgem numerosas células jovens em proliferação, sendo também visíveis células em mitose. Após 7 dias, as fibras paralelas ao longo eixo do dente parecem torcidas, lembrando as fibras de van Koff. Alguns odontoblastos jovens podem ser visualizados, dispostos de modo irregular. Após 30 dias o reparo está completo, estando presentes a dentina, a pré-dentina e a camada odontoblástica organizada. A ponte de tecido duro formada apresenta três camadas: granulações de carbonato de cálcio, área de calcificação distrófica e dentina.

- zona de proliferação celular;
- zona de polpa normal.

Pelo exposto, percebe-se que os íons cálcio participam ativamente do processo de reparação. As Figuras 4.6 a 4.9 exibem características de barreira de tecido duro (mineralizado) após o emprego de hidróxido de cálcio em pulpotomia e processo de sanificação. Seux e colaboradores[13] confirmaram esses resultados adicionando hidróxido de cálcio ao meio de cultura para células, quando observaram o aparecimento de granulações de carbonato de cálcio, as quais não surgiram na ausência desse produto. Portanto, nota-se a participação dos íons cálcio do hidróxido de cálcio na formação dessas granulações, bem como seu papel na diferenciação das células da polpa em odontoblastos.

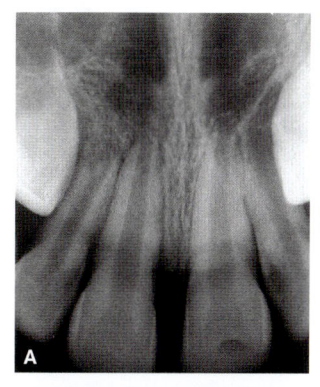

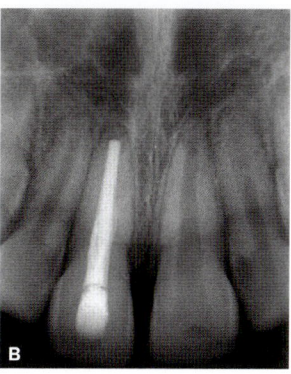

Figura 4.6 — Imagem periopical sugere barreira mineralizada no canal principal.
Fonte: Estrela.[20]

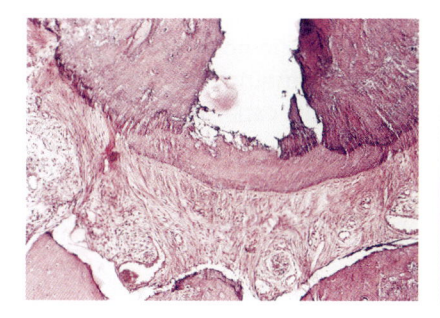

Figura 4.8 — Barreira de tecido mineralizado após pulpotomia.
Fonte: Holland e colaboradores.[37]

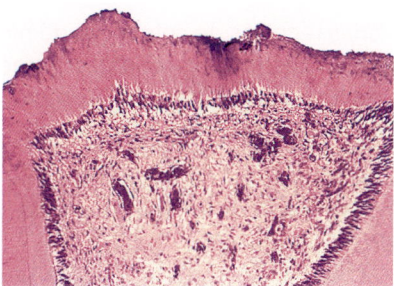

Figura 4.9 — Barreira de tecido mineralizado após pulpectomia
Fonte: Holland e colaboradores.[37]

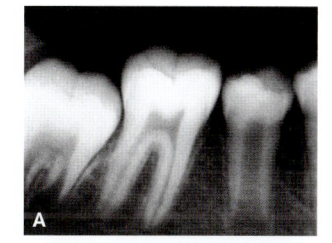

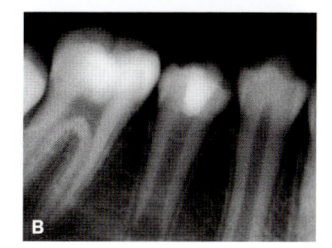

Figura 4.7 — Imagem sugerindo barreira mineralizada em nível de polpa dentária.
Fonte: Estrela.[20]

A fosfatase alcalina, uma enzima hidrolítica (fosfo-hidrólise monoéster ortofosfórica), atua por meio da liberação de fosfato inorgânico dos ésteres de fosfato. Acredita-se na sua relação com o processo de mineralização.[2, 10, 29, 35] O pH ótimo para a atuação da fosfatase alcalina varia de acordo com o tipo e a concentração de substrato e com a temperatura e a fonte de enzima; os limites estão por volta de pH 8,6 a 10,3.[10, 29, 35]

Essa enzima pode separar os ésteres fosfóricos de modo a liberar os íons fosfato, que ficam livres e reagem com os íons cálcio (provenientes da corrente sanguínea) para formar um precipitado na matriz orgânica, o fosfato de cálcio, que é a unidade molecular da hidroxiapatita.[26]

Nesse contexto, o hidróxido de cálcio ativa a fosfatase alcalina a partir de seu elevado pH, o que pode iniciar ou favorecer a mineralização.[2, 35] Além dessa enzima, outras duas enzimas cálcio-dependentes (a adenosina trifosfatase e a pirofosfatase) favorecem o mecanismo de reparação tecidual. O hidróxido de cálcio também pode ativá-las.[2, 20, 26, 38]

Atualmente não se questiona que o hidróxido de cálcio representa a medicação intracanal mais empregada, estudada e discutida, em decorrência principalmente de sua ação biológica e antimicrobiana. Desde a introdução do hidróxido de cálcio na odontologia por Hermann,[4] em 1920, a ação biológica estabelecida por criar um ambiente favorável para a reparação tecidual tem sido demonstrada por inúmeros trabalhos. A literatura também se preocupou em esclarecer a complexidade da microbiota endodôntica e as alternativas para a solução desse problema.[1-48]

CONSIDERAÇÕES CLÍNICAS

A invasão dos microrganismos no interior dos túbulos dentinários impõe a necessidade de a medicação intracanal atuar mais profundamente na massa dentinária. Para tanto, deve-se considerar sua ação por contato direto e indireto (a distância). Como já foi mencionado, o tempo de permanência do hidróxido de cálcio no canal radicular, para que possa expressar sua total efetividade, é essencial, assim como a dissociação e a difusão dos íons hidroxila. Outro fator a ser considerado é o correto preenchimento do canal radicular.

Várias técnicas de colocação de hidróxido de cálcio nos canais radiculares foram propostas. Acredita-se que a melhor técnica é aquela que o profissional domina e com a qual é capaz de preencher corretamente o canal radicular.

Após o preparo da pasta de hidróxido de cálcio, que deve ter a consistência de um creme dental, procede-se ao preenchimento do canal radicular.

CONDUTA TERAPÊUTICA: O canal radicular é preenchido com a última lima empregada no preparo. Paralelamente ao movimento de penetração-remoção (vaivém) e de rotação anti-horário da lima, a pasta é condensada e compactada por meio das limas e de cones de papel absorventes e condensadores verticais, até se observar o preenchimento do terço cervical, que é então radiografado para comparar a compactação da pasta de hidróxido de cálcio.

Outro fator que se deve levar em consideração é que a pasta de hidróxido de cálcio utilizada não requer agente radiopatizante. Para não haver espaços, basta colocá-la e condensá-la adequadamenteno canal radicular.

Como a pasta de hidróxido de cálcio utilizada apresenta-se como veículo à solução fisiológica, que lhe atribui o caráter de hidrossolúvel, sua inserção deve ser mais cuidadosa, auxiliada pela compactação com cone de papel absorvente e condensador vertical. A consistência também é outro ponto importante, pois, na colocação com a lima, percebe-se clinicamente um melhor preenchimento quando ela é espessa como um creme dental. Quando essa pasta é colocada com os instrumentos rotatórios, observam-se mais espaços vazios.

O grau de alargamento e a curvatura presente no canal radicular podem influenciar no completo ou incompleto preenchimento. É evidente que, quanto mais dilatado e reto estiver o canal radicular, mais fácil será a introdução da pasta. O preenchimento completo do canal radicular é fundamental, pois se enquadra em importante propriedade físico-química.

Considerando uma discussão mais abrangente acerca do controle microbiano a partir da ação do hidróxido de cálcio nas condições de infecções endodônticas, cabe ainda mencionar que naquelas condições clínicas de vitalidade pulpar em que não for possível completar o preparo e a obturação na mesma sessão, pode-se optar por uma medicação intracanal.

Holland e colaboradores[6] analisaram em dentes de cães os efeitos biológicos do hidróxido de cálcio e do corticosteroide-antibiótico Otosporin® como medicação intracanal em pulpectomias, após sobreinstrumentação, empregando dois materiais obturadores – o óxido de zinco e eugenol e o Sealapex®. Após 180 dias, a interpretação dos resultados permitiu que se chegasse às seguintes conclusões:

- Com o uso de Otosporin® como medicação intracanal, observou-se fechamento biológico do forame apical principal em 73,35% dos casos quando o material obturador foi o Sealapex® e em 20% quando foram usados óxido de zinco e eugenol.
- Com o uso de hidróxido de cálcio como medicação, o fechamento biológico do forame apical foi observado em 80% dos canais obturados com Sealapex® e em 40% dos obturados com óxido de zinco e eugenol.
- Com o uso de hidróxido de cálcio como medicação, não se observaram diferenças em relação aos pequenos canais acessórios entre os dois cimentos obturadores.
- Quando partículas do Sealapex® alcançaram o ligamento periodontal, causaram suave reação inflamatória, caracterizada principalmente pela reação macrofágica. Na ausência do fechamento biológico, óxido de zinco e eugenol frequentemente produziram suave reação inflamatória crônica.

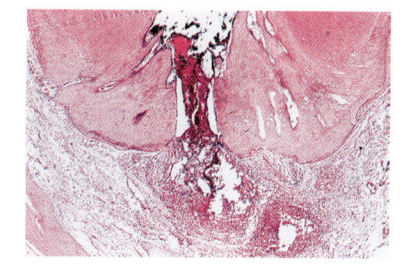

Figura 4.10 — Sessão única. Reação inflamatória intensa no ligamento periodontal (HE 40x)
Fonte: Holland e colaboradores.[6]

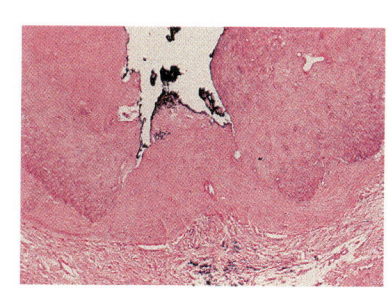

Figura 4.11 — Hidróxido de cálcio por 14 dias. Completo fechamento do canal radicular (HE 100x)
Fonte: Holland e colaboradores.[6]

Em outro estudo, Holland e colaboradores[7] analisaram, sob o ponto de vista histológico, o resultado do tratamento endodôntico em dentes de cães com periodontite apical realizado em uma e duas visitas. Assim, os dentes foram tratados em uma sessão, 7 e 14 dias após a colocação de hidróxido de cálcio, sendo o cimento obturador o Sealer 26®. Cento e oitenta dias após o tratamento, os animais foram sacrificados e as peças foram preparadas para a análise histológica. Os resultados mostraram que o uso do hidróxido de cálcio como medicação intracanal favorece melhores resultados que o tratamento em uma única sessão. Foram observados também melhores resultados com o emprego do hidróxido de cálcio por 14 dias comparativamente a 7 dias (Figs. 4.10 e 4.11).

CONSIDERAÇÕES FINAIS

As novas tecnologias têm acelerado as mudanças científicas. A literatura demonstrou, ao longo da história da endodontia, o aparecimento de várias técnicas de preparo e obturação do canal radicular. Muitas surgiram e desapareceram repentinamente, outras permaneceram ao longo do tempo e foram bem experimentadas pela pesquisa.

Inúmeras tentativas foram feitas para se alcançar a melhor técnica e o melhor resultado biológico. Entre erros e acertos, considera-se que a própria ciência se autocorrige, quando necessário. Um fator importante que deve orientar as condutas clínicas é o suporte em expressivas evidências científicas.

O combate às infecções endodônticas também motivou muitos estudos. Houve destaque ao papel dos microrganismos no estabelecimento da necrose pulpar e da periodontite apical, assim como aos fatores de virulência dos microrganismos e à influência destes nas infecções persistentes. Na busca de alternativas para o controle microbiano, observou-se a presença de diferentes medicações intracanais.

Inicialmente, um dos estudos pioneiros realizados por Hermann[4] em 1920 e, logo após, uma linha de pesquisa desenvolvida por Holland[3, 5-7] (1966-2012) deixam claro a importância do hidróxido de cálcio em endodontia.

O momento atual continua destacando o hidróxido de cálcio como a medicação intracanal que apresenta um maior número de propriedades ideais, seja no combate às infecções endodônticas, no controle de reabsorções radiculares ou na capacidade de mineralização. Até que apareçam alternativas terapêuticas que superem as qualidades do hidróxido de cálcio como medicação intracanal nas infecções endodônticas, avaliando-se seus riscos e benefícios e com base em evidências científicas e clínicas apresentadas longitudinalmente ao longo do tempo, o hidróxido de cálcio representa a melhor opção.

Preparo do canal radicular

A modelagem do canal radicular está intimamente relacionada ao processo de sanificação do sistema de túbulos dentinários. Importantes associações ocorrem durante sua realização, como o esvaziamento e a ampliação, o instrumento e a técnica. Tais fatores são influenciados pela habilidade do operador.[1]

A definição de uma forma final a ser obtida após a conclusão do preparo do canal radicular representa um objetivo muito especial. A ausência de metodologia confiável e aplicável para avaliar a qualidade do preparo e qualificar e conceituar um canal bem preparado constitui tarefa desafiadora e difícil. A superação da influência da curvatura apical a partir do preparo do terço cervical define melhor sua forma final e torna o preparo mais eficiente.[2-4]

O variado número de técnicas de preparo de canais radiculares apoiou-se em justificativas envolvendo a complexa anatomia, os instrumentos endodônticos disponíveis e as condições patológicas. As novas alternativas para a modelagem, especialmente com o advento de instrumentos de níquel-titânio (NiTi) em rotação contínua, favorecem a definição e a qualidade do preparo. Consideram-se como objetivos da modelagem do canal radicular a regularização e a planificação de suas paredes, com vistas a efetuar o processo de sanificação e impermeabilização do sistema de túbulos dentinários.[1-34]

A ausência de ação mecânica do instrumento endodôntico em certas paredes do canal radicular, após o emprego de modernas técnicas de instrumentação, tem sido alvo de discussão. Desafios devem ser vencidos durante o preparo do canal radicular, especialmente quando houver curvatura.[5,6]

Uma das alternativas para superar a influência da curvatura apical está na capacidade de estabilizá-la a partir da compensação oferecida pelo preparo da entrada e do terço cervical do canal radicular. É importante destacar que os molares sofrem progressivo espessamento dentinário no nível do assoalho com o passar do tempo. Assim, a concrescência de dentina na parede mesial da raiz mesial de molares inferiores e na parede mesial do canal mesiovestibular de molares superiores

OBJETIVOS DE APRENDIZAGEM

- Identificar a importância das etapas para o correto preparo do canal radicular

LEMBRETE

A modelagem tem como objetivos a regularização e planificação das paredes do canal radicular, para que sejam realizados os processos de sanificação e impermeabilização do sistema de túbulos dentinários.

proporciona um caráter crítico à curvatura apical. A eliminação dessa interferência diminui a pressão inicial (que pode constituir um ponto de apoio na parede distal dos canais mesiovestibulares de molares inferiores), o que permite maior liberdade para o trabalho no terço apical.[4]

Outro aspecto essencial para um preparo apical mais bem definido e que exerça um papel sanificador, facilitando o selamento, é a determinação do diâmetro anatômico, que deve ser cuidadosamente analisado.[4, 7]

A técnica de modelagem deve permitir que o instrumento seja adaptado ao canal radicular, e não o contrário. O **avanço cervicoapical progressivo**, além de atuar em áreas de maior conteúdo orgânico (maior quantidade de microrganismos), favorece o sistema de irrigação e a ação do instrumento endodôntico, proporcionando uma ação mais livre apicalmente e, finalmente, uma melhor condição de selamento do canal radicular. Estudos prévios, como o de Shovelton[8] e de Marshall e Papin,[9] foram precursores da atual tendência de direcionar o preparo do canal radicular em sentido cervicoapical.

> **ATENÇÃO**
> A técnica de modelagem deve permitir que o instrumento seja adaptado ao canal radicular, e não o contrário.

INSTRUMENTOS ENDODÔNTICOS

Durante alguns anos, os instrumentos endodônticos não apresentavam uma padronização, o que dificultava muito o trabalho do profissional. A ausência de uniformidade no calibre e na conicidade, bem como diferentes características e fabricantes, constituíam os principais problemas.

A partir dos trabalhos realizados por Ingle e Levine[10] em 1958 e Ingle[11] em 1961, os instrumentos endodônticos passaram a ser fabricados de acordo com alguns critérios, entre os quais se destacam:

- a coloração do cabo, que facilita a identificação;
- a parte ativa com comprimento fixo (16 mm);
- a haste metálica confeccionada em aço inoxidável;
- a indicação do diâmetro da ponta ativa, medido em centésimos de milímetros (diâmetro – D_0), no cabo;

As limas são fabricadas com os n°s 06, 08 e 10 (série especial); 15 a 40 (1ª série), 45 a 80 (2ª série) e 90 a 140 (3ª série). O diâmetro desses instrumentos endodônticos aumenta em 0,05 mm até o de nº 60; a partir deste até o de nº 140, o acréscimo é de 0,1 mm. A conicidade da parte ativa (de D_0 para D_{16}) recebe o aumento de 0,02 mm em cada milímetro e, como a parte ativa tem 16 mm, o aumento fica em torno de 0,32 mm, sendo o limite de tolerância nos diâmetros de 0,02 mm. Os comprimentos das limas são de 21, 25 e 31 mm. O ângulo da ponta do instrumento deve ser equivalente a 75°. A Tabela 5.1 apresenta as séries de instrumentos com suas respectivas cores e diâmetros.[12]

TABELA 5.1 — DIÂMETRO DOS INSTRUMENTOS ENDODÔNTICOS

Número	Série	Diâmetro (mm)		Cor
		(D_1)	(D_{16})	
06		0,06	0,38	Rosa
08	Especial	0,08	0,40	Cinza
10		0,10	0,42	Roxa
15		0,15	0,47	Branca
20		0,20	0,52	Amarela
25	1ª	0,25	0,57	Vermelha
30		0,30	0,62	Azul
35		0,35	0,67	Verde
40		0,40	0,72	Preta
45		0,45	0,77	Branca
50		0,50	0,82	Amarela
55	2ª	0,55	0,87	Vermelha
60		0,60	0,92	Azul
70		0,70	1,02	Verde
80		0,80	1,12	Preta
90		0,90	1,22	Branca
100		1,00	1,32	Amarela
110	3ª	1,10	1,42	Vermelha
120		1,20	1,52	Azul
130		1,30	1,62	Verde
140		1,40	1,72	Preta

Fonte: Estrela.[13]

As limas endodônticas são os instrumentos responsáveis pela regularização e planificação das paredes dos canais radiculares, além de auxiliar o processo de sanificação e edificar o local para a inserção do material obturador.

Pode-se encontrar no mercado vários tipos de instrumentos endodônticos, fabricados em ligas de aço inoxidável, em NiTi, com diferentes desenhos e características (instrumentos tipo K-File®, K-FlexoFile®, K-Flexofile Golden Medium®, Flex-R®, Hedströem®, NiTiflex®, Onyx-R®, ProFile®, Quantec Série 2000®, Pow-R®, Greater Tapper®, K3®, Race®, Hero 642®, Protaper Universal®, Mtwo®, Twisted File®, Biorace®, Wave One®, Reciproc®, Self Adjusting File®, entre outros). Lopes e colaboradores[14] relacionaram algumas propriedades que caracterizam e diferenciam os instrumentos, como propriedades físicas (peso, densidade, condutibilidades térmica e elétrica, temperatura de fusão e cristalinidade); químicas (energia superficial, capacidade de oxidação e redução, reatividade e estabilidade); e mecânicas (resistência a fadiga, fluência, fratura, torção, flexão, tração, compressão).[4]

SAIBA MAIS

A liga de NiTi, desenvolvida pela marinha americana, apresenta característica antimagnética e anticorrosiva e recebeu o nome de Nitinol (NiTi Naval Ordnance Laboratory).[15]

O desenvolvimento tecnológico, característica natural e clara da busca científica na virada do século XX, possibilitou a confecção de instrumentos endodônticos com outros tipos de ligas metálicas, como as de NiTi.[4, 12] Esses instrumentos possuem reconhecida flexibilidade, sendo comercializados para uso manual e para rotação contínua, utilizando-se um motor elétrico. Sua utilização reflete melhor qualidade da manutenção da forma do preparo do canal radicular, associada a menor de tempo de trabalho e redução de estresse profissional.[4, 12]

Esses instrumentos são fabricados por usinagem a partir de uma haste cônica metálica de seção circular, com 55 a 60% de níquel, 40 a 45% de titânio, baixo módulo de elasticidade, efeito memória de forma e superelasticidade.[12, 16] Walia e colaboradores[17] analisaram as propriedades da liga de NiTi em instrumentos endodônticos, e seus resultados despertaram o interesse da indústria especializada. A superelasticidade, propriedade da liga de níquel titânio, permitiu o preparo de canais radiculares curvos com melhor qualidade.

ATENÇÃO

Tanto a torção como a flexão nos instrumentos de NiTi podem induzir fratura.

Lopes e Elias[12, 16] estudaram os fundamentos teóricos e práticos das fraturas dos instrumentos endodônticos de NiTi. Defeitos oriundos do processo de fabricação de instrumentos endodônticos, como as pequenas marcas e ondulações introduzidas na superfície dos instrumentos por ferramentas de corte durante a usinagem, podem atuar como concentradores de tensão. Esses defeitos de acabamento superficial podem induzir a fratura em carregamentos inferiores aos esperados.

A fratura por torção ocorre quando a ponta do instrumento fica imobilizada no interior do canal, e o esforço acaba por determinar uma deformação plástica na lâmina do instrumento, que pode ultrapassar o limite de resistência à fratura. A fratura por flexão ocorre quando são geradas tensões na região de flexão que variam alternadamente entre tração e compressão. A repetição cíclica do carregamento, mesmo com tensão abaixo do limite de escoamento, induz à nucleação de trincas que podem se propagar até a fratura do instrumento.[12, 16]

O uso de instrumentos de NiTi acionados a motor para o preparo de canais radiculares curvos deixou de ser privilégio dos especialistas, sendo gradativamente incorporado ao conteúdo programático nos cursos de graduação.

Vários aspectos favoráveis à adoção de instrumentos rotatórios de NiTi para o preparo de canais radiculares podem ser enumerados, como manutenção do comprimento de trabalho, obtenção de um preparo mais centralizado e diminuição de erros operatórios. Novos instrumentos rotatórios de NiTi com diferentes características (área seccional, ângulo de corte, ângulo helicoidal, sulcos e borda radial) foram introduzidos ao arsenal endodôntico nos últimos anos.[12, 16, 17]

TÉCNICA DE PREPARO DO CANAL RADICULAR

EXPLORAÇÃO DO CANAL RADICULAR

O primeiro passo é a identificação clínica do orifício de entrada do canal radicular e sua exploração, permitindo a obtenção de um parâmetro inicial para o mapeamento do canal. Recomenda-se determinar o diâmetro (calibre), a direção da curvatura e os obstáculos, muitas vezes não visualizados pela radiografia.

O instrumento usado na exploração é de fundamental importância para o êxito do preparo do canal radicular, pois cria uma primeira via de passagem para os demais instrumentos. Ele deve ter pequeno calibre e apresentar ponta encurvada, para que possa superar obstáculos mais facilmente. O parâmetro para a medida inicial do instrumento explorador deve ser a média de comprimento do dente e seu comprimento obtido pela radiografia inicial, diminuído em 2 mm (considerando possíveis distorções).

A etapa exploratória permite o planejamento inicial das dificuldades a serem enfrentadas, bem como de um primeiro parâmetro para a determinação do limite lateral de instrumentação. É fato sedimentado, entre as finalidades da exploração, a liberação do material remanescente do canal radicular.

LEMBRETE

O instrumento usado na exploração é de fundamental importância para o êxito do preparo do canal radicular, pois cria uma primeira via de passagem para os demais instrumentos.

TÉCNICA: A exploração de canais curvos de molares deve ser feita, inicialmente com lima de nº 8 ou nº 10, conduzindo o esvaziamento parcial até a lima de nº 15, para favorecer as condições de penetração dos instrumentos subsequentes. A exploração em canais radiculares atresiados favorece o preparo da entrada dos canais e do terço cervical. A cinemática desenvolvida pela penetração exploratória (caterismo) ocorre com a introdução inicial da lima e o movimento de rotação horária e anti-horária (um quarto de volta), seguido da remoção da lima, sem rotação. A abundante irrigação-aspiração paralela à ação de cada instrumento deve ser constante. Essa exploração deve ser feita em etapas, paulatinamente de cervical para apical. Ao encontrar resistência, não se deve forçar o instrumento, mas sim retomar as manobras iniciais de penetração, rotação à direita e tração.

O limite apical da exploração difere em duas situações clínicas, a de **polpa vital** e de **necrose pulpar**. Na polpa vital, a exploração se restringe às proximidades do limite cemento-dentina-canal; já nas situações de necrose pulpar, a exploração deve avançar até o vértice apical radiográfico (zero apical), permitindo o esvaziamento do canal cementário. A sanificação dessa área, considerada crítica, tem importância significativa no controle de microrganismos. Essa etapa inicial de exploração é fundamental para o sucesso do esvaziamento e da sanificação do canal radicular.

QUADRO 5.1 – TÉCNICA DA PULPECTOMIA (ESVAZIAMENTO EM POLPA VITAL)

1. Anestesia, isolamento absoluto e antissepsia do campo operatório.

2. Abertura coronária, com remoção completa do teto da câmara pulpar.

3. Remoção da polpa coronária com curetas de intermediário longo e bem afiadas.

4. Abundante irrigação-aspiração da câmara coronária com hipoclorito de sódio a 1%.

5. Observa-se a remoção completa de todo o teto da câmara coronária por meio de explorador e, se necessário, complementa-se a abertura coronária.

6. Localiza-se a entrada do(s) canal(is) radicular(es) por meio de explorador endodôntico.

7. Para os canais radiculares amplos, a excisão da polpa radicular é realizada por meio de lima Hedströem; nos canais radiculares atresiados, esta é removida durante o alargamento (preparo) do canal, por fragmentação. Para tanto, procede-se à introdução de instrumento tipo K-File de pequeno calibre (lima nº 10/15), entre a parede do canal radicular e a polpa dentária, com o objetivo de promover a abertura de espaço e a sanificação tecidual. Com esse instrumento realiza-se automaticamente a desinserção e a exploração do canal, até alcançar o provável limite para se realizar a odontometria.

8. Estabelecido o limite apical para a pulpectomia, penetra-se com lima tipo Hedströem no trajeto criado pela lima tipo K-File, pressiona-se o tecido pulpar de encontro à parede vestibular e traciona-se o instrumento. Nem sempre a polpa dentária é removida na primeira tentativa, o que impõe novas repetições dessa manobra até sua completa remoção.

9. Nas situações em que esse tecido for condensado no terço apical, deve-se tomar o cuidado para não empurrá-lo para a região periapical. De posse de instrumentos finos, tenta-se deslocá-lo com lima tipo K-File, para posterior remoção.

10. Nos canais radiculares atresiados, após a odontometria, o tecido pulpar é removido por fragmentação durante o alargamento do canal radicular.

11. Abundante irrigação-aspiração com hipoclorito de sódio a 1% deve ser realizada logo após a pulpectomia, removendo todos os restos pulpares e coágulos sanguíneos, o que contribui para evitar o escurecimento coronário.

12. Após a pulpectomia, efetua-se o preparo do canal radicular e a sua obturação na mesma sessão, sempre que possível; pode-se também optar pelo emprego da medicação intracanal e realizar a obturação em uma segunda sessão (Fig. 5.1).

Nas situações de polpa vital, a exploração antecede a pulpectomia. Nas necroses pulpares, o ato da exploração permite o esvaziamento parcial. Consequentemente, o esvaziamento inicial e o processo de sanificação, que na realidade se desenvolvem paralelamente, exigem cuidado especial para evitar a extrusão para o periápice de remanescentes necróticos, raspas dentinárias infectadas e microrganismos. A seguir, são realizadas as sequências das técnicas de pulpectomia e processo de sanificação que envolvem esse momento operatório (Quadros 5.1 e 5.2).

QUADRO 5.2 – TÉCNICA DA SANIFICAÇÃO (ESVAZIAMENTO EM POLPA INFECTADA)

1. Anestesia, isolamento absoluto e antissepsia do campo operatório.

2. Abertura coronária, com remoção completa do teto da câmara pulpar.

3. Abundante irrigação-aspiração com hipoclorito de sódio de 1 a 2,5%, seguida da remoção do eventual conteúdo da cavidade pulpar com curetas de intermediário longo.

4. Preenchimento da câmara coronária com hipoclorito de sódio de 1 a 2,5%.

5. Introdução de instrumento de pequeno calibre (limas nº 08 a 15, dependendo do diâmetro do canal radicular, com movimento progressivo de penetração e remoção (vai e vem), descolando os remanescentes presentes, seguida de neutralização com o hipoclorito de sódio. Observa-se a remoção completa de todo o teto da câmara coronária por meio de explorador e, se necessário, complementa-se a abertura coronária.

6. A neutralização do conteúdo séptico é realizada por etapas, trabalhando em pequenas amplitudes longitudinais, o que possibilita uma ação da substância química sobre os remanescentes necróticos desprendidos das paredes dos canais radiculares por meio da ação mecânica das limas.

7. Na exploração, o comprimento de trabalho adotado baseia-se em uma odontometria realizada somente com o auxílio da radiografia inicial e do comprimento médio do dente. O completo esvaziamento e processo de sanificação são executados após o preparo do orifício de entrada, o preparo do terço cervical e a odontometria.

8. Após a realização desses passos operatórios, completa-se o processo de sanificação e esvazia-se até o vértice apical radiográfico. Abundante irrigação-aspiração com hipoclorito de sódio deve ser realizada, com vistas a remover os possíveis restos necróticos presentes e/ou promover sua neutralização.

9. Após o processo de sanificação, realiza-se o preparo do canal radicular e aplica-se a medicação intracanal (pasta de hidróxido de cálcio) (Figs. 5.2 e 5.3).

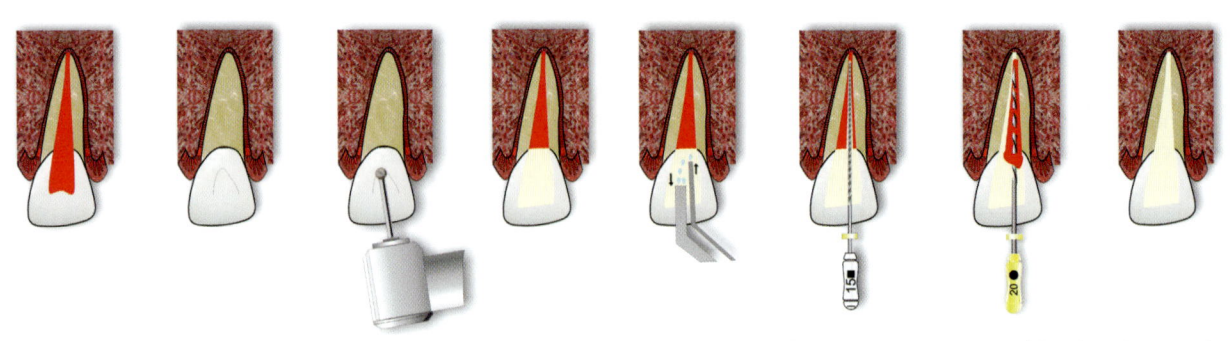

Figura 5.1 — Representação esquemática da pulpectomia.
Fonte: Estrela.[18]

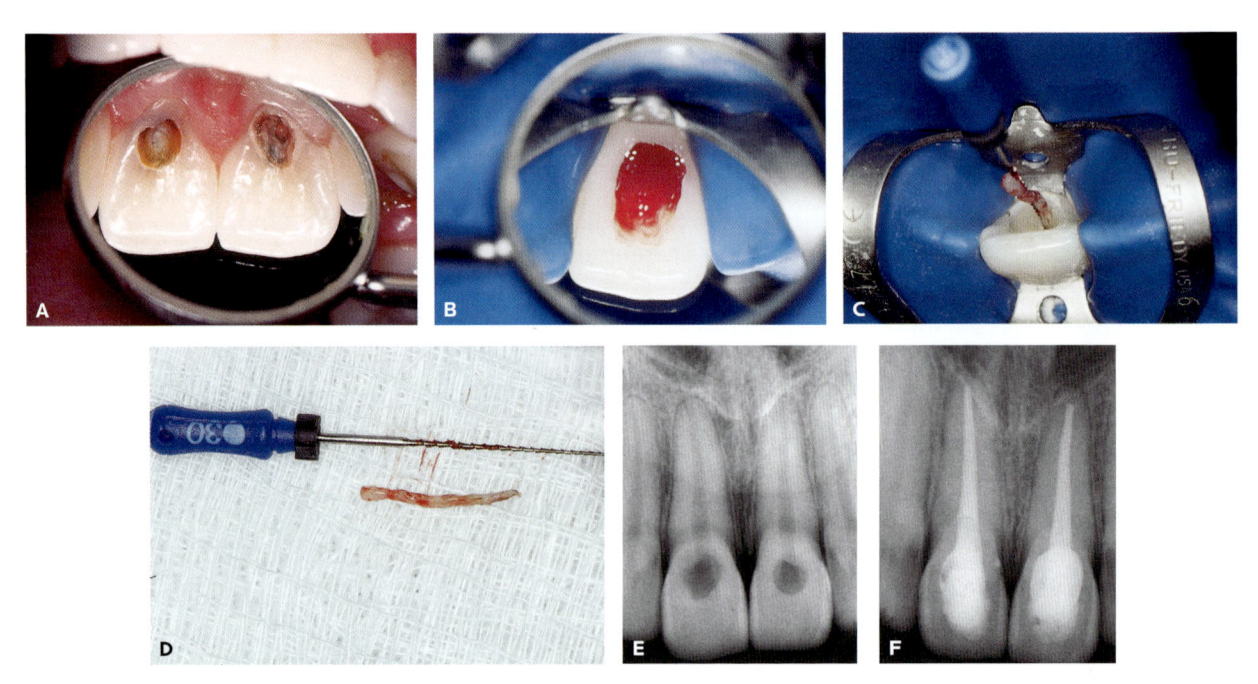

Figura 5.2 — Apresentação de caso clínico de pulpectomia.
Fonte: Estrela.[18]

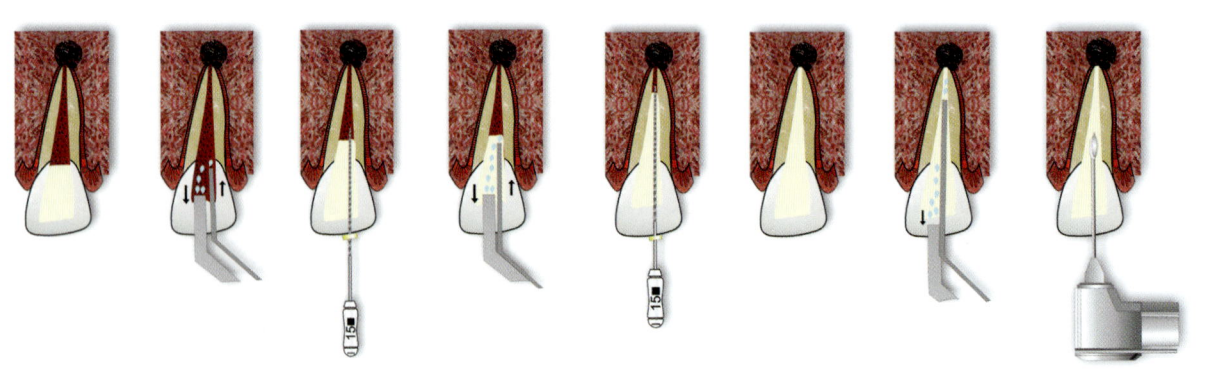

Figura 5.3 — Representação esquemática do processo de sanificação.
Fonte: Estrela.[18]

PREPARO DO ORIFÍCIO DA ENTRADA E DO TERÇO CERVICAL

Para alcançar um preparo afunilado em direção apical, definido e cônico, que permita um maior contato do instrumento ao longo da parede do canal radicular após o mapeamento realizado durante a exploração, é imprescindível preparar o orifício de entrada e o terço cervical. Nos dentes anteriores, devem-se observar as projeções dentinárias na região palatina (ou lingual) e, nos molares, na região do colo dentário (cervical).

É importante observar que a zona de menor diâmetro do canal localiza-se na região do orifício de entrada do terço cervical, e não na área mais apical. A seleção do instrumento inicial para o preparo do canal radicular é essencial. Assim, após a remoção de projeções dentinárias cervicais, o instrumento trabalha com maior liberdade no terço apical, o que evita desvio de trajeto.

Para alcançar os objetivos referenciados, recomenda-se para os molares o emprego de alargadores de orifício específicos de cada sistema ou manuais (abridor de Auerback), de forma a possibilitar uma ampliação dessa região. Dessa maneira, remove-se a concrescência dentinária presente nas paredes mesiais de molares inferiores e superiores, que interfere no correto preparo. Destacam-se ainda os cuidados referentes às projeções de dentina, especialmente em molares inferiores, pois, se o instrumento for direcionado no sentido antifurca, pode-se correr o risco de perfuração, uma vez que este terá um ponto de fulcro em uma parede delgada, com tendência de maior desgaste.

O preparo do orifício de entrada nos dentes anteriores é executado durante as manobras de desgaste compensatório, em conjunto com a abertura coronária. Como meio de análise inicial da qualidade do preparo, toma-se como ponto de partida a forma do orifício de entrada do canal radicular, a qual passa a ser referência de valor.

Desse modo, observa-se que a influência da curvatura apical é compensada pelo preparo do terço cervical. Entre as vantagens do prévio preparo da região cervical, destacam-se:

- acesso mais reto ao terço apical, o que permite maior liberdade de ação do instrumento na região apical e diminui uma possível mudança do limite longitudinal de trabalho, sendo mais observado no preparo manual;
- maior remoção de conteúdo e contaminação do terço cervical;
- maior penetração e efetividade da solução irrigadora;
- menor possibilidade de formação de degrau, perfuração e fratura do instrumento endodôntico;
- maior facilidade para a colocação da medicação intracanal e obturação;
- menor prevalência de dor pós-operatória, decorrente da menor extrusão de restos necróticos e microrganismos.

> **ATENÇÃO**
>
> Uma das causas de iatrogenia durante o preparo endodôntico é a falta de controle do instrumento, o que pode dificultar a perfeita regularização e planificação das paredes do canal radicular.

LEMBRETE

Instrumentos rotatórios facilitam o alargamento inicial do terço cervical.

As técnicas atuais incluem o uso de instrumentos rotatórios com a finalidade de facilitar o alargamento inicial do terço cervical. Aliás, há considerável ganho de tempo com o seu emprego, além de tornar o preparo mais eficiente. A aplicação desses instrumentos busca a forma do canal radicular, e não exclusivamente a limpeza. É importante lembrar que, para o seu uso, o canal radicular deve estar inundado de substância química.

Deve-se enfatizar a necessidade de revisão de determinadas técnicas de instrumentação que preconizam o emprego de instrumentos calibrosos, incompatíveis com a anatomia da região cervical e de furca, que podem causar perfurações em regiões de difícil acesso e tratamento. Portanto, em canais que apresentam estruturas dentinárias delgadas, como na raiz mesial de molares inferiores (parede distal), devem ser empregados apenas instrumentos compatíveis ao diâmetro anatômico nos diferentes grupos dentários.

As brocas de Gates-Glidden atuam melhor em canais circulares, como os canais mesiais de molares inferiores, vestibulares de molares superiores, pré-molares e incisivos. Para os canais achatados, a dificuldade no uso das brocas Gates-Glidden está no fato de seu poder de corte direcionar ao equador da guia helicoidal da broca, conferindo um desgaste circular. Para canais radiculares com formato achatado, os instrumentos rotatórios, como os alargadores de orifício, têm mostrado bons resultados e ocupado lugar de destaque na prática endodôntica.

O preparo do terço cervical, além de proporcionar maior domínio sobre o instrumento por parte do operador, favorece o escalonamento progressivo (avanço em sentido cervicoapical). Desse modo, neutralizam-se as áreas com maior quantidade de microrganismos em canais radiculares com necroses pulpares e diminui-se a possibilidade de extrusão foraminal de produtos tóxicos e irritantes.

ODONTOMETRIA

LEMBRETE

Estabelecer o limite apical de trabalho permite o controle sobre possíveis variações de medidas durante o preparo.

O estabelecimento do limite apical de trabalho neste momento (após a exploração) permite maior controle sobre possíveis variações na obtenção de medidas do canal radicular no decurso do preparo. Uma vez preparado o orifício de entrada e o terço cervical do canal radicular, observam-se menores alterações de comprimento, graças à retificação já realizada nessa região cervical. Isso também permite maior controle do diâmetro anatômico do canal. Pesce e colaboradores[19] avaliaram as variações do comprimento de trabalho do terço coronário de canais radiculares curvos e demonstraram que, antes e após o preparo do terço cervical, ocorre uma diferença média nos canais mesiolingual e mesiovestibular dos primeiros molares inferiores, de 0,261 mm e 0,308 mm, respectivamente.

A determinação da extensão longitudinal de trabalho baseia-se no método proposto por Ingle e Taintor[20] (visual), que consiste nas seguintes etapas:

- Obtém-se a média entre o comprimento médio do dente e o comprimento do dente na radiografia inicial.
- Removem-se 2 mm dessa medida (considerando possíveis distorções), introduz-se uma lima no canal radicular medindo esse comprimento e faz-se uma radiografia.
- Verifica-se na radiografia a distância entre o término do instrumento endodôntico e o vértice apical radiográfico. Para manter o limite de preparo nas proximidades do limite cemento-dentina-canal (CDC), recua-se aproximadamente 1 mm, aumentando ou diminuindo o comprimento da lima visualizada na radiografia.
- Quando a diferença for maior que 1 mm, repete-se a radiografia para confirmação. Deve-se repetir essa manobra até se ter certeza do limite adequado para o preparo do canal radicular.

A obtenção de um comprimento de trabalho preciso para preparar e obturar canais radiculares tem sido tema de discussão em endodontia. Quando a avaliação inicial do dente é realizada a partir de imagem de tomografia computadorizada de feixe cônico (TCFC), a determinação do comprimento de trabalho é feita a partir de uma função específica do programa desse sistema e tem se mostrado tão precisa quanto a radiografia periapical e o localizador apical eletrônico.

LEMBRETE

O índice de sucesso do tratamento endodôntico é maior quando o limite de instrumentação e obturação está aquém do ápice radiográfico.

PREPARO DO TERÇO APICAL

Neste momento, a modelagem do terço apical apresenta ampliação facilitada pelo avanço natural, progressivo e cervicoapical. Certamente, considerando o preparo prévio dos terços cervical e médio, em muitos casos faltam poucos milímetros para se concluir o preparo apical.

Assim, estabelecida a odontometria, retoma-se o instrumento explorador (nº 8, 10 ou 15), esvazia-se o remanescente apical do canal radicular e inicia-se a modelagem apical. Esse instrumento de pequeno calibre é mais flexível e se acomoda melhor às curvaturas do canal. É oportuno destacar que o primeiro instrumento a alcançar o limite ideal de trabalho deve ser chamado de identificador, pois permite o reconhecimento parcial da individualidade do canal, até então vista por um aspecto radiográfico muitas vezes limitado e indefinido. Desse modo, tal instrumento pode estabelecer a "identidade" do canal radicular, favorecer o planejamento da limpeza e da modelagem, adequar melhor o instrumento anatômico (aquele que penetra com justeza anatômica ao canal radicular) e favorecer a previsibilidade na determinação do limite lateral de ampliação.

Neste particular, em casos de canais radiculares curvos, quando o instrumento for de aço inoxidável, deve ser precedido de uma pré-curvatura compatível à do canal radicular. Deve-se estar atento ao fato de que o instrumento pré-curvado pode sofrer desdobramento quando tracionado na região reta do canal, e a amplitude de movimento longitudinal deve ser pequena, não excedendo 2 mm. O instrumento endodôntico possui capacidade de desdobramento, com tendência natural de retorno à posição original. O instrumento pré-curvado não é garantia do sucesso, mas seu uso reduz a possibilidade de fracasso.[20]

LEMBRETE

O uso de instrumento pré-curvado não garante o sucesso, mas reduz a possibilidade de fracasso.

> **ATENÇÃO**
>
> A escolha do último instrumento é tão importante quanto a do primeiro. O limite da ampliação deve ser pautado pela intensidade de curvatura, pelo diâmetro do canal radicular, pela espessura das paredes e pela flexibilidade do próprio instrumento.

TÉCNICA: Com o instrumento de nº 10, inicia-se a instrumentação, que consiste em pressão negativa durante sua penetração e pressão positiva contra todas as paredes durante a tração. O maior controle sobre a ponta do instrumento ocorre na retirada, e não no momento de sua penetração. Acrescente-se a realização de movimentos em pequena amplitude, entre 0,5 e 2,0 mm, até se perceber a liberdade da lima no canal radicular. Ao fazer a substituição de um instrumento por outro, caso se perceba resistência, retoma-se o de número anterior, preferencialmente de primeiro uso, e procede-se à instrumentação até que esteja novamente livre. Após o preparo com o instrumento de nº 10, passa-se ao seguinte, o de nº 15, e realizam-se os mesmos movimentos descritos para o instrumento anterior. É comum haver dificuldade durante o emprego dos instrumentos de aço inoxidável nºs 25 e 30 em canais radiculares curvos, o que exige, em muitos casos, uma recapitulação com limas de diâmetros inferiores, preferencialmente de primeiro uso.

> **ATENÇÃO**
>
> Ao obedecer a sequência de uso gradual dos instrumentos, recue para o instrumento anterior caso encontre resistência.

Para os canais radiculares retos, a cinemática de instrumentação adotada durante a instrumentação convencional com limas de aço inoxidável é praticamente a mesma, porém há mais facilidades. Durante o movimento de oscilação rotatória em seu tracionamento, o instrumento deve obedecer a um movimento de tração em viés, em sentido oblíquo para oclusal, e percorrer todas as paredes do canal radicular.

Diante de qualquer resistência durante a sequência de aumento gradual dos instrumentos, deve-se recuar ao instrumento anterior, que passará a ser o instrumento memória, atuando em todo o limite de trabalho. Não há regra preestabelecida para a determinação do instrumento memória, pois esta está relacionada à curvatura e ao diâmetro do canal. Desse modo, o instrumento memória pode ser de nº 30, 35 ou 40. Em seguida, os demais instrumentos obedecem ao recuo anatômico, tendo como novo limite de trabalho o ponto que oferecer a primeira resistência.

Desde que a anatomia seja compatível, um maior grau de alargamento favorece o processo de sanificação, a colocação da medicação intracanal e, consequentemente, a obturação. Assim, a determinação inicial do diâmetro anatômico e sua projeção final devem ser cuidadosamente consideradas (Fig. 5.4).

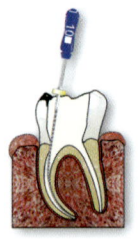

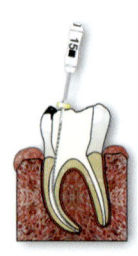

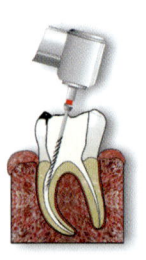

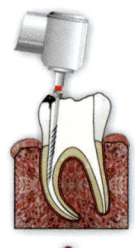

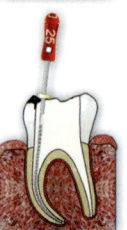

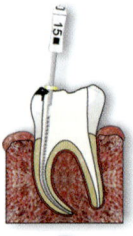

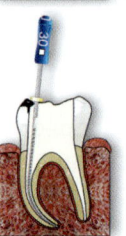

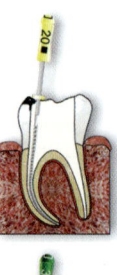

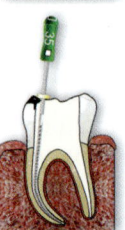

Figura 5.4 — Representação esquemática da sequência do preparo do canal radicular com instrumentos em aço inoxidável.
Fonte: Estrela.[18]

O aparecimento de instrumentos mais flexíveis e com boa capacidade de corte reduziu a quantidade de defeitos na forma final do canal radicular. Após concluir o preparo do canal radicular, e antes da colocação da medicação intracanal em situações de necrose pulpar, é importante realizar uma recapitulação e o esvaziamento foraminal com limas de pequeno calibre (nº 10 ou 15), desobstruindo assim o canal cementário de raspas de dentina que foram extruídas e compactadas.

Pesce e colaboradores[19] observaram que a capacidade de corte do instrumento diminui à medida que ele é usado, graças à deformação e/ou ao embotamento de suas lâminas. Segundo esses autores, do primeiro para o segundo uso ocorre uma perda de corte de aproximadamente 30%.

NÃO FAÇA: Não se devem misturar instrumentos de primeiro uso com outros de usos diversos, pois isso dificulta a manutenção do ritmo de trabalho e a seriação.

O preparo da matriz apical (batente) pode ser obtido pelo gradual aumento dos instrumentos. Essa matriz apical pode favorecer um apoio ao cone principal e servir de suporte ao material obturador durante a condensação lateral. Resultados expressivos têm sido obtidos com esse modelo de preparo, especialmente em razão da manutenção de forma cônica afunilada, da manutenção da forma original do canal e do forame apical, da regularidade das paredes e da facilidade de execução.

TÉCNICA: Durante toda a modelagem, o canal radicular deve estar repleto com substância irrigadora, a qual deve ser renovada a cada troca de lima. A seguir, o canal é seco, completamente preenchido com ácido etilenodiamino tetracético (EDTA) trissódico, pH 7,2 (próximo ao neutro), e agitado por 3 minutos. Posteriormente, deve ser realizada nova irrigação com hipoclorito de sódio, com o objetivo de potencializar a ação do EDTA, aumentando sua penetração e a liberação de cloro nascente e ácido hipocloroso, agentes antimicrobianos reconhecidos. A utilização do EDTA na irrigação após o preparo do canal radicular tem sido preconizada com o objetivo de remover o magma dentinário orgânico e inorgânico.

Considerando os frequentes erros verificados na modelagem de canais radiculares curvos, um estudo recente[21] determinou erros de procedimentos após o emprego de instrumentos de NiTi acionados a motor (Protapper Universal), avaliados por dois métodos de exame por imagens (radiografias periapicais e TCFC). Na análise de erros de procedimentos (fraturas de instrumentos, perfurações e transportes apicais), não houve diferenças nos níveis de experiência dos operadores (especialistas ou estudantes de graduação) nem entre grupos de dentes (molares inferiores e superiores). Em vista da baixa incidência de erros de procedimentos durante o preparo de canais radiculares realizados por estudantes, a introdução de instrumentos de NiTi no ensino da graduação mostra-se possível. Imagens de radiografia periapical e TCFC permitiram detectar erros de procedimentos durante o preparo de canais radiculares, porém a TCFC oferece maiores recursos para o diagnóstico.

SAIBA MAIS

Não foram encontradas diferenças significativas quanto a erros em procedimentos operatórios entre o uso de instrumentos endodônticos de aço inoxidável e de NiTi.

Em outro estudo,[22] realizado com metodologia similar, detectaram-se os mesmos erros operatórios durante o preparo do canal radicular com instrumentos de aço inoxidável (K-Flexofile) e de NiTi (BioRace e K3) realizados por estudantes de graduação. A identificação de erros de procedimentos operatórios pode ser verificada tanto por radiografia periapical quanto por imagens de TCFC, bem como por recursos de diagnóstico em três dimensões. Observou-se baixa frequência de erros operatórios independentemente dos instrumentos endodônticos utilizados quando manipulados por operadores inexperientes.

O emprego dos instrumentos de NiTi acionados a motor elétrico em rotação contínua segue os mesmos princípios da técnica de preparo já descrita. Deve-se enfatizar a real importância da exploração inicial (esvaziamento) com instrumentos manuais de calibre fino (n°s 08,10,15), precedendo o emprego dos instrumentos de NiTi. Esses instrumentos são utilizados em ordem sequencial de aumento, característica particular de alguns sistemas, seguindo os padrões de ampliação de acordo com a intensidade da curvatura e a seção transversal do canal (diâmetro). Os instrumentos trabalham em baixa rotação, variando conforme o fabricante, com pequenas amplitudes de movimentos longitudinais, conquistando de forma lenta, gradativa e sequencial o comprimento de trabalho determinado. É fundamental, a cada troca de instrumento, uma ampla irrigação-aspiração. Considerando o prévio preparo do terço cervical e de parte do médio, restam poucos milímetros para se instrumentar com NiTi no terço apical (Fig. 5.5).

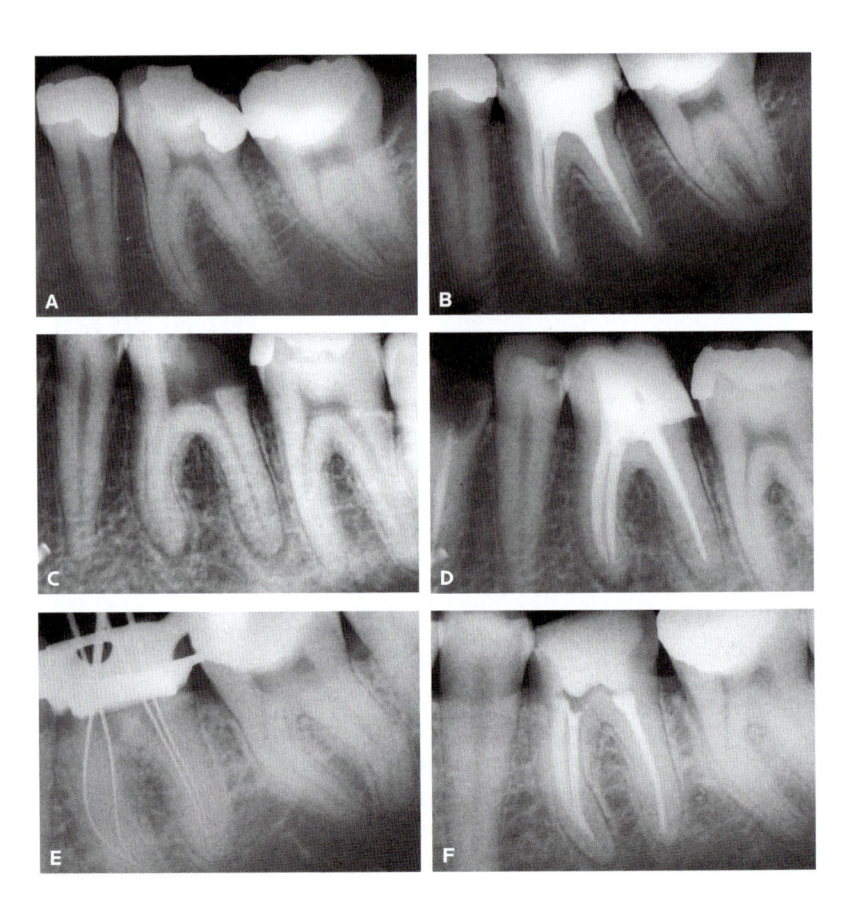

Figura 5.5 — Aspecto radiográfico de obturação do canal radicular utilizando-se a técnica descrita.

Fonte: Estrela.[18]

Vários instrumentos de NiTi têm sido propostos.[4, 22] A sequência para a utilização é diversificada, de acordo com particularidades técnicas e variações anatômicas. Por exemplo, para o sistema K3 ou HERO 642, pode ser sugerida, segundo a anatomia, a seguinte sequência: após o esvaziamento (instrumento em aço inoxidável n° 10 ou 15), podem-se utilizar os instrumentos de n°s 25/.04, 25/.06, (15/.02, 20/.02), 25/.02, 30/.02, 35/.02, 40/.02 e/ou 45/.02. (Fig. 5.6). O BioRace é composto por dois conjuntos de instrumentos, sendo o básico (BR0 n° 25/.08, BR1 n° 15/.05, BR2 n° 25/.04, BR3 n° 25/.06, BR4 n° 35/.04 e BR5 n° 40/.04) e o avançado (BR4C n° 35/.02, BR5C n° 40/.02 – canais com curvatura acentuada; BR6 n° 50/.04, BR7 n° 60/.02 – canais mais amplos). Para o ProTaper Universal™, tem sido sugerido o instrumento SX para o preparo cervical e os instrumentos S1, S2, F1, F2 e F3 para o preparo apical.

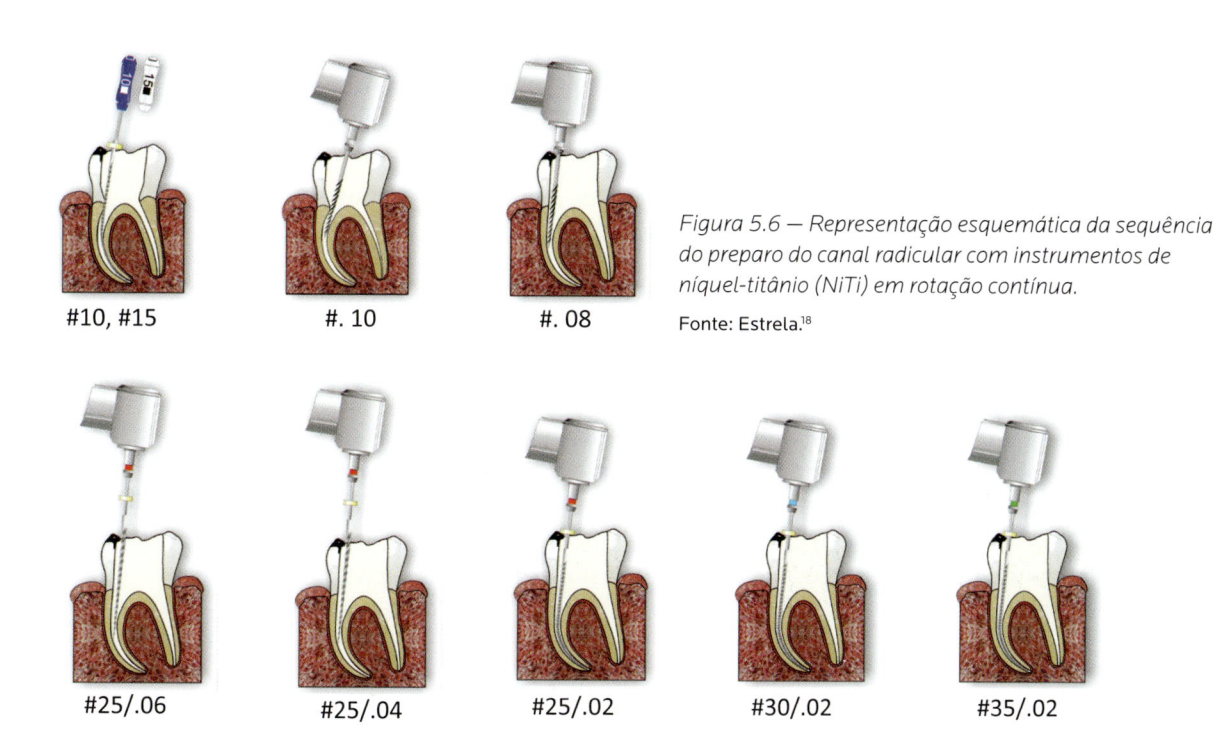

#10, #15   #.10   #.08

Figura 5.6 — Representação esquemática da sequência do preparo do canal radicular com instrumentos de níquel-titânio (NiTi) em rotação contínua.

Fonte: Estrela.[18]

#25/.06   #25/.04   #25/.02   #30/.02   #35/.02

Mais importante que a euforia da descoberta de fórmulas mágicas e de aparelhos modernos que possam resolver todos os problemas é o apreço e o respeito aos princípios biológicos relacionados às suas indicações e suas eficiências. Isso pode ser observado pela sobrevivência desses sistemas de instrumentos rotatórios, que vencem as pesquisas e o tempo, juízes imparciais. Avaliações com metodologias diferentes e estudos longitudinais são necessários para confirmar os resultados até agora registrados. Todavia, admite-se que a nova geração de instrumentos de NiTi ocupará um lugar especial na modelagem de canais radiculares curvos.

A fim de se evitar o desagradável acidente das fraturas dos instrumentos endodônticos durante a instrumentação dos canais radiculares, algumas considerações devem ser feitas. As medidas a serem tomadas para a prevenção de fraturas do instrumento endodôntico podem ser agrupadas conforme apresentado no Quadro 5.3.

ATENÇÃO

As fraturas dos instrumentos endodônticos põem em risco o sucesso do tratamento endodôntico.

QUADRO 5.3 — MEDIDAS PARA A PREVENÇÃO DE FRATURAS EM INSTRUMENTOS ENDODÔNTICOS

Empregar instrumento liso e com calibre fino (série especial, n⁰ˢ 06, 08, 10) para a exploração inicial dos canais radiculares (esvaziamento e planejamento do preparo do canal radicular).

Manter a sequência de aumento gradual durante a ampliação lateral (preparo transversal).

Sempre trabalhar com o canal radicular inundado por substância química, renovando-a a cada troca de instrumento endodôntico.

O instrumento de aço inoxidável que ficar preso nas paredes do canal radicular deve ser removido sem movimento de rotação, apenas com movimento simples de tração.

Sempre iniciar o preparo do canal radicular com instrumentos manuais, para o posterior preparo com instrumentos de NiTi movidos a motor elétrico.

Não abusar dos instrumentos de NiTi em canais radiculares de acentuada curvatura.

Renovar constantemente os instrumentos endodônticos. Embora seja difícil determinar o número de vezes que o instrumento pode ser usado, deve-se inspecioná-lo com lupa e luminosidade adequada após cada emprego, não menosprezando o tempo de ação para o preparo, independentemente do número de vezes que for usado.

Desenvolver sempre o preparo prévio do terço cervical, o que permite uma ação com maior liberdade para o instrumento endodôntico no terço apical e facilita maior penetração e ação da substância química em profundidade, favorecendo assim as manobras de obturação do canal radicular.

Jamais subestimar a verdadeira macroconfiguração da cavidade pulpar por um simples aspecto radiográfico.

A qualidade do preparo é mais expressiva que a velocidade do preparo.

6

Obturação do canal radicular

A obturação do canal radicular complementa o expressivo degrau da tríade endodôntica (abertura coronária, sanificação-modelagem e selamento endodôntico) e, consequentemente, reforça a importância de se eliminar espaço vazio no interior do dente. Além disso, proporciona especial oportunidade de reparação tecidual, a partir do repouso oferecido aos tecidos periapicais, e favorece a osteogênese (formação de osteocemento), a reestruturação do ligamento periodontal e a reintegração da lâmina dura. O processo de selamento do canal radicular valoriza três aspectos essenciais – a capacidade de preenchimento, o controle microbiano e a compatibilidade biológica. Assim, para alcançar o sucesso endodôntico, alguns fatores devem ser bem definidos, como os objetivos da obturação endodôntica, o momento oportuno para realizá-la, os materiais, a técnica e a restauração coronária.[1]

Os critérios de sucesso do tratamento endodôntico merecem maiores discussões, especialmente com a possibilidade de avaliações tridimensionais, mesmo considerando possíveis interferências de artefatos metálicos. Estrela e colaboradores,[2] em um estudo transversal, avaliaram a prevalência de dentes tratados endodonticamente em uma população de brasileiros adultos, tendo analisado um total de 1.401 radiografias panorâmicas entre agosto de 2002 e setembro de 2007. Nas avaliações foi considerada a presença de tratamento endodôntico, sem questionar sua qualidade (presença ou ausência de retentor intrarradicular ou periodontite apical). Dos 29.467 dentes avaliados, 6.313 (21,4%) eram endodonticamente tratados. Os pré-molares e molares superiores foram os dentes com maior prevalência de tratamento, enquanto os incisivos inferiores representaram o grupo de menor prevalência. Indivíduos do gênero feminino (61,9%) e com idade entre 46 e 60 anos apresentaram maior prevalência de tratamento endodôntico. Esse estudo encontrou elevada prevalência de dentes tratados endodonticamente em adultos brasileiros, comparada com a de outros estudos epidemiológicos.

OBJETIVOS DE APRENDIZAGEM

- Identificar o material obturador
- Descrever os passos relacionados à técnica de obturação do canal radicular

LEMBRETE

A perfeita obturação do canal radicular favorece a reparação tecidual, a osteogênese, a reestruturação do ligamento periodontal e a reintegração da lâmina dura.

A obturação do canal radicular tem um papel importante no sucesso do tratamento endodôntico, pois se destaca como um dos fatores responsáveis pelo controle microbiano, contribuindo com o processo de reparo tecidual. O material obturador, que deve estar contido única e exclusivamente no interior do canal radicular, deve preenchê-lo completamente, não ser irritante e de preferência ser capaz de estimular os tecidos periapicais.

> **LEMBRETE**
> A obturação do canal radicular é uma das etapas responsáveis pelo controle microbiano.

MOMENTO OPORTUNO PARA A OBTURAÇÃO

Considera-se consenso a ideia de que o canal radicular deva estar limpo e modelado antes da obturação. A modelagem realizada deve permitir a acomodação do material obturador em toda a extensão do canal radicular. Além disso, para que as propriedades físico-químicas ocorram normalmente, o canal deve estar completamente seco.

> **LEMBRETE**
> O uso de medicação intracanal em infecções endodônticas é essencial.

CONDUTA TERAPÊUTICA: Nos casos em que há exsudato, a conduta requer nova manutenção de medicação intracanal e, em certos casos, até mesmo o emprego de medicação sistêmica.

Em dentes com polpa vital, independentemente da condição inflamatória, tem-se sugerido, sempre que possível, preparar e obturar os canais radiculares na mesma sessão. O índice de sucesso no caso de polpa vital não se modifica quando se obtura em uma ou duas sessões. Sob o ponto de vista histopatológico, admite-se que nessas situações o completo esvaziamento, o preparo e a obturação do canal radicular podem ser feitos na mesma sessão, sem haver comprometimento do processo de reparação tecidual.[3]

> **ATENÇÃO**
> O momento ideal para realizar a obturação do canal radicular é após a conclusão do processo de sanificação, limpeza e modelagem do canal radicular. Além disso, é importante que o canal radicular esteja seco e assintomático.

Nos casos de necrose pulpar, a situação é diferente. Estudos realizados por Holland e colaboradores[4,5] sugeriram que se observa melhor selamento biológico por barreira de tecido mineralizado depois do emprego de uma medicação intracanal com hidróxido de cálcio e selamento com Sealapex®.

MATERIAIS OBTURADORES

A literatura está repleta de trabalhos que apresentaram resultados de pesquisas avaliando as diferentes propriedades (físico-químicas, biológicas e antimicrobianas) dos materiais recomendados para a obturação dos canais radiculares.[1-26]

O emprego de cimento e guta-percha representa consenso mundial quanto aos materiais indicados para obturar um canal radicular. Contudo, as pesquisas indicam muitas diferenças em relação à seleção do material obturador, à técnica obturadora ideal e à metodologia utilizada.

Segundo Grossman,[6] independentemente do tipo de cimento a ser usado, ele deve preencher alguns requisitos importantes, os quais são apresentados no Quadro 6.1.

QUADRO 6.1 — REQUISITOS PARA A ESCOLHA DO CIMENTO

1.	Ser homogêneo quando manipulado, a fim de promover boa adesividade entre ele e as paredes do canal, quando obtida a presa.
2.	Promover um selamento hermético.
3.	Ser radiopaco, para que possa ser visualizado em radiografias.
4.	Ter partículas de pó bem finas, para que se misturem facilmente com o líquido.
5.	Não sofrer contração após o endurecimento.
6.	Não manchar a estrutura dentária.
7.	Ser bacteriostático ou, pelo menos, não facilitar o crescimento bacteriano.
8.	Tomar presa lentamente.
9.	Ser insolúvel em fluidos bucais.
10.	Não ser irritante aos tecidos periapicais.
11.	Ser solúvel em solventes comuns, caso seja necessária a remoção da obturação do canal.

Fonte: Grossman.[6]

Um material bem tolerado pelos tecidos, mas sem a adequada capacidade seladora, ou que proporcione um bom selamento, mas seja irritante aos tecidos periapicais, não deve ser considerado o melhor.

Com o objetivo de se obter o selamento ideal, surgiram diferentes cimentos obturadores de canais radiculares.[1-26] Destacam-se entre estes os preparados à base de óxido de zinco e eugenol (cimento de Rickert®, N-Rickert®, cimento de Grossman®, FillCanal®, EndoFill®, Tubliseal®, Endomethasone®), os que contêm hidróxido ou óxido de cálcio (Sealapex®, Sealer 26®, Apexit®), os cimentos resinosos (AH 26®, Diaket®, Top Seal®, AH Plus®) e aqueles à base de ionômero de vidro (Ketac-Endo®).

O excelente comportamento do hidróxido de cálcio sobre o tecido conjuntivo chamou a atenção de Holland e colaboradores[3] pela capacidade de estimular o selamento biológico a partir da formação de tecido mineralizado.

LEMBRETE

Sempre que possível, deve-se buscar a reunião de diferentes propriedades, especialmente adesividade e tolerância tecidual, em um só material.

A necessidade de compatibilidade biológica dos cimentos deve prevalecer durante a seleção de um material obturador. Considerando esse aspecto, surgiram cimentos com boa compatibilidade biológica, feitos a partir do componente hidróxido de cálcio. O Sealapex® demonstrou biocompatibilidade e capacidade de induzir o fechamento apical por deposição osteocementária.[3]

A maioria dos cimentos disponíveis no mercado permite a obtenção de uma mistura homogênea quando corretamente manipulados. Entretanto, a adesão ao tecido dentinário é uma tarefa mais complexa, que requer maior discussão no contexto das condições da própria obturação endodôntica.

LEMBRETE

As características mais importantes de um cimento endodôntico estão relacionadas à capacidade de favorecer um selamento o mais perfeito possível e de ser tolerado pelos tecidos apicais.

Muitos estudos investigaram diferentes aspectos dos materiais obturadores endodônticos, entre os quais os comportamentos biológicos, os aspectos físico-químicos, os aspectos antimicrobianos e os aspectos clínicos.[1-26] Todas essas características devem ser valorizadas, porém é essencial obter um cimento endodôntico que favoreça o selamento mais perfeito possível e seja, ao mesmo tempo, tolerado pelos tecidos periapicais.

Holland e Souza[3] estudaram a capacidade do cimento Sealapex® em estimular a deposição de tecido mineralizado após o tratamento endodôntico em dentes de cães e macacos. Os resultados obtidos sugerem que o Sealapex® e o hidróxido de cálcio induzem o fechamento apical por deposição de cemento. Os casos de pulpectomia parcial demonstraram a mesma porcentagem (70%) de fechamento apical para o Sealapex® e o hidróxido de cálcio. Nos casos de pulpectomia total, o Sealapex® demonstrou fechamento em 33,3% dos casos, enquanto o hidróxido de cálcio demonstrou 10% de fechamento. O fechamento apical também foi observado no grupo-controle (5%) e no grupo Kerr Pulp Canal Sealer® (10%), estando associado à presença de raspas de dentina. Tanto o Sealapex® quanto o Kerr Pulp Canal Sealer®, quando extravasados, provocaram reação inflamatória crônica no ligamento periodontal; entretanto, o Sealapex® estimulou a deposição de tecido mineralizado nessa área e foi facilmente reabsorvido.

O cimento endodôntico é utilizado em conjunto com a guta-percha, que é um material presente nos cones para as obturações de canais radiculares. Foram acrescentados à sua fórmula inicial óxido de zinco, carbonato de cálcio, sulfato de bário, sulfato de estrôncio, categute pulverizado, ceras, resinas, ácidos tônicos, corantes e óleo de cravo. A guta-percha representa um material de escolha para o preenchimento do canal radicular em vista de sua biocompatibilidade e da relativa facilidade de colocação e remoção durante o tratamento do canal.[1] Entre as vantagens da guta-percha observam-se possibilidade de condensação e adaptação às irregularidades dos canais radiculares, capacidade de amolecer mediante o uso de calor ou solventes, ser inerte, apresentar aceitável estabilidade dimensional, ser tolerada pelos tecidos, não alterar a coloração dentária, ser radiopaca e poder ser removida do canal.

SAIBA MAIS

O material obturador sempre deve ser mantido no interior do canal radicular.

A guta-percha é insolúvel em água, discretamente solúvel em eucaliptol e solúvel em éter, xilol, benzeno, halotano, terebentina e clorofórmio. O Capítulo 7, que aborda as técnicas de retratamento, discute o emprego dos solventes de guta-percha.

PROCEDIMENTOS PRÉVIOS À OBTURAÇÃO

Alguns procedimentos são desenvolvidos previamente à obturação, como a remoção da *smear layer*, da medicação intracanal, etc. A remoção da *smear layer* deve ser realizada antes da colocação da medicação intracanal. Assim, após a remoção dessa medicação (hidróxido de cálcio), pode-se fazer a seleção do cone principal.

SELEÇÃO DO CONE PRINCIPAL

O adequado ajuste do cone principal na cavidade pulpar preparada requer um espaço mais reduzido para o cimento obturador, de tal forma que esse material exerça sua única e exclusiva função de agente impermeabilizante e de cimentação. O cone principal deve ser confeccionado com o diâmetro de ponta o mais próximo possível do diâmetro do último instrumento que atuou na região apical.[1]

O maior problema dos cones principais diz respeito à sua confecção. O tipo e o padrão de fabricação dependem do rigor no controle de qualidade. Como é difícil obter uma padronização, procurou-se desenvolver um conformador para cones de guta-percha.

O travamento do cone principal, ou sua justeza nas paredes do canal radicular, favorece um melhor selamento endodôntico. O grau de alargamento e a técnica de instrumentação influenciam na adaptação do cone principal. Para que haja uma boa adaptação, toma-se como referência o diâmetro compatível com o número do último instrumento utilizado. Todavia, o tempo de permanência de uma lima no canal radicular, após ser liberada, pode alterar essa relação cone-diâmetro do último instrumento. O limite de contração e expansão do cone de guta-percha principal torna-se crítico, pois, uma vez que esse tipo de cone é mais maleável, pode ter seu diâmetro alterado com mais facilidade.

Durante a seleção do cone principal, este deve ser introduzido no canal inundado de solução irrigadora. A adaptação, ou seja, a determinação de sua justeza ao canal no comprimento de trabalho, deve proporcionar uma pressão apical e oferecer certa resistência à remoção. Nessas condições, o cone estará bem ajustado.

TÉCNICAS DE OBTURAÇÃO

A literatura exibe inúmeras técnicas e sistemas de obturação dos canais radiculares[1-26] (técnica da condensação lateral, técnica da condensação vertical, técnica de McSpadden, Schilder, Tagger, sistema Endotec®, system B®, sistema ThermaFill®, sistema Obtura II®, sistema UltraFil®, etc.). Todos esses recursos foram desenvolvidos no intuito de vencer a rica e complexa morfologia interna, de modo que a massa obturadora preencha a maioria dos espaços no interior do dente.

LEMBRETE

O remanescente de hidróxido de cálcio da medicação intracanal pode reduzir a permeabilidade dentinária.

ATENÇÃO

O diâmetro do cone principal deve ser compatível com o da ponta do último instrumento usado na região apical.

Paralelamente às técnicas de obturação, desenvolveram-se técnicas de preparo dos canais radiculares, na busca de uma conicidade contínua que favoreça a inserção do material obturador e respeite as particularidades anatômicas dos canais. A conduta adequada seria utilizar uma técnica para as situações convencionais e, quando necessário, lançar mão de manobras e técnicas não convencionais.

Técnica da condensação lateral de guta-percha

A técnica da condensação lateral de guta-percha é a mais conhecida e utilizada para a obturação dos canais radiculares.

TÉCNICA: Após o preparo do canal, que deveria ter formato cônico, realiza-se a seleção do cone principal. A seguir, radiografa-se para confirmar a sua posição no comprimento de trabalho. Seca-se o canal radicular e prepara-se o cimento obturador. É importante destacar que o cone de papel deve estar esterilizado. Nesse momento, o cone principal e os cones acessórios são mantidos em uma placa de três divisões, imersos em hipoclorito de sódio, para uma prévia antissepsia.

O cimento é levado ao canal radicular com o cone principal cobrindo toda sua extensão, inclusive sua ponta. Com curtos movimentos de penetração e ação lateral sobre as paredes, todas elas são pinceladas. Introduz-se o cone principal até o comprimento do trabalho. Quando necessário, repete-se a manobra. O objetivo é permitir que o cimento entre em contato com todas as paredes do canal radicular. O passo seguinte é a colocação dos cones acessórios, os quais devem ser posicionados preenchendo todo o espaço, alcançando todo o canal. Inicialmente, são introduzidos dois ou três cones, com o intuito de estabilizar o cone principal; a seguir, abre-se espaço entre estes e as paredes laterais com o espaçador, o mais próximo possível do limite apical de trabalho, para a inserção de mais cones acessórios. É importante salientar que o cone acessório penetrará na mesma extensão alcançada pelo espaçador.

Em algumas situações, os dois ou três primeiros cones acessórios podem alcançar a extensão desejada sem o auxílio do espaçador. Este, então, deve penetrar compactando o material obturador contra as paredes de dentina. O espaço criado com a remoção do espaçador deve ser preenchido imediatamente com um cone acessório de diâmetro condizente com o do espaçador. Repete-se esse procedimento até que o espaçador não encontre espaço para penetrar além do terço cervical. É conveniente que o cone principal não seja mudado de posição a cada inserção de novos cones acessórios; ou seja, o ideal é que, se ele for mantido na face vestibular de um dente anterior, deve-se obedecer o mesmo ponto de introdução do espaçador e dos cones acessórios até complementar todo o processo de obturação.

A qualidade da obturação pode ser verificada por radiografia, antes do corte dos cones. Se o terço apical apresentar espaços, pode-se ainda melhorar ou até remover todo o material obturador e repetir as manobras anteriores. Os espaços nos terços cervical e médio podem ser corrigidos com mais condensação lateral e vertical. Após verificação da qualidade final da obturação, com um instrumento tipo Paiva aquecido, cortam-se os cones na entrada dos canais e, com condensadores, faz-se uma ligeira condensação vertical para acomodá-los no interior do canal radicular.

ATENÇÃO

A manipulação do cimento endodôntico varia de acordo com sua seleção, devendo-se obedecer à proporção indicada pelo fabricante. Para os cimentos tipo pasta/pasta, a mistura deve ser bem homogênea. Já em cimentos contendo eugenol, deve-se tomar cuidado na proporção pó-líquido, pois, quanto maior a proporção de líquido no cimento, maior poder irritante.

Estrela e colaboradores[7] avaliaram a eficácia da condensação lateral de guta-percha no selamento endodôntico, em uma revisão sistemática. A busca resultou em 372 artigos relacionados, em que 29 estudos referiam-se a estudos *in vivo* (humanos ou animais); destes, nenhum satisfez os critérios de inclusão. Considerando o êxito de condutas clínicas com a técnica de condensação lateral, verifica-se que é a mais estudada e utilizada pela maioria dos profissionais. Porém, mais pesquisas são necessárias para a definição de um protocolo clínico com vistas a tomadas de decisão baseadas em evidências.

As Figuras 6.1 a 6.4 apresentam representações esquemáticas e aspectos radiográficos de canais radiculares de dentes anteriores e posteriores obturados pela técnica da condensação lateral e vertical de guta-percha.

LEMBRETE

A técnica de condensação lateral de guta-percha é a mais usada pelos endodontistas.

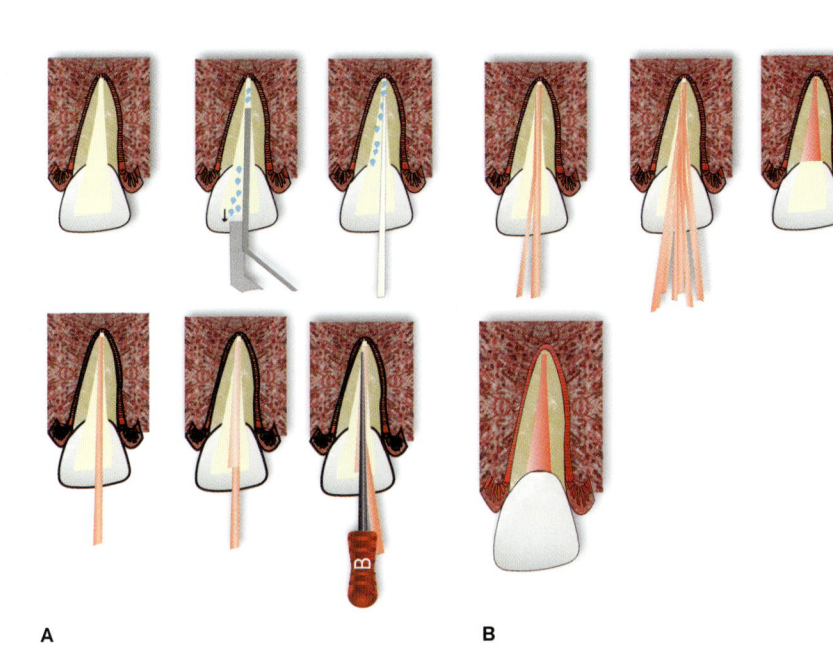

A   B

Figura 6.1 — Representação esquemática da sequência de obturação do canal radicular com condensação lateral em dentes anteriores.

Fonte: Estrela.[8]

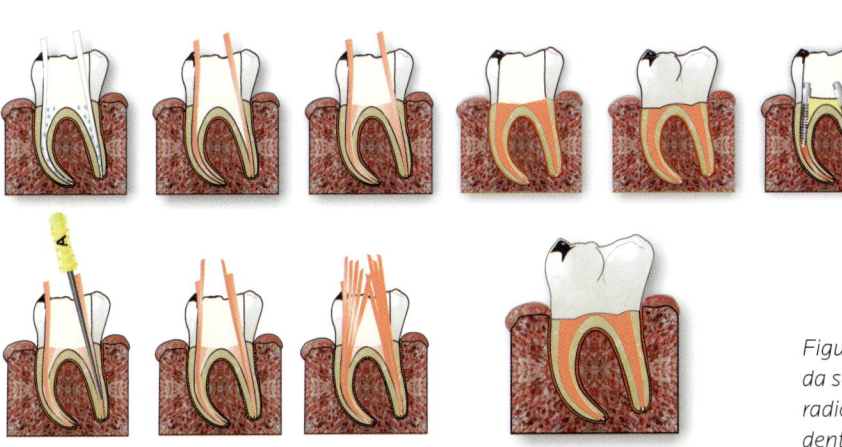

A   B

Figura 6.2 — Representação esquemática da sequência de obturação do canal radicular com condensação lateral em dentes posteriores.

Fonte: Estrela.[8]

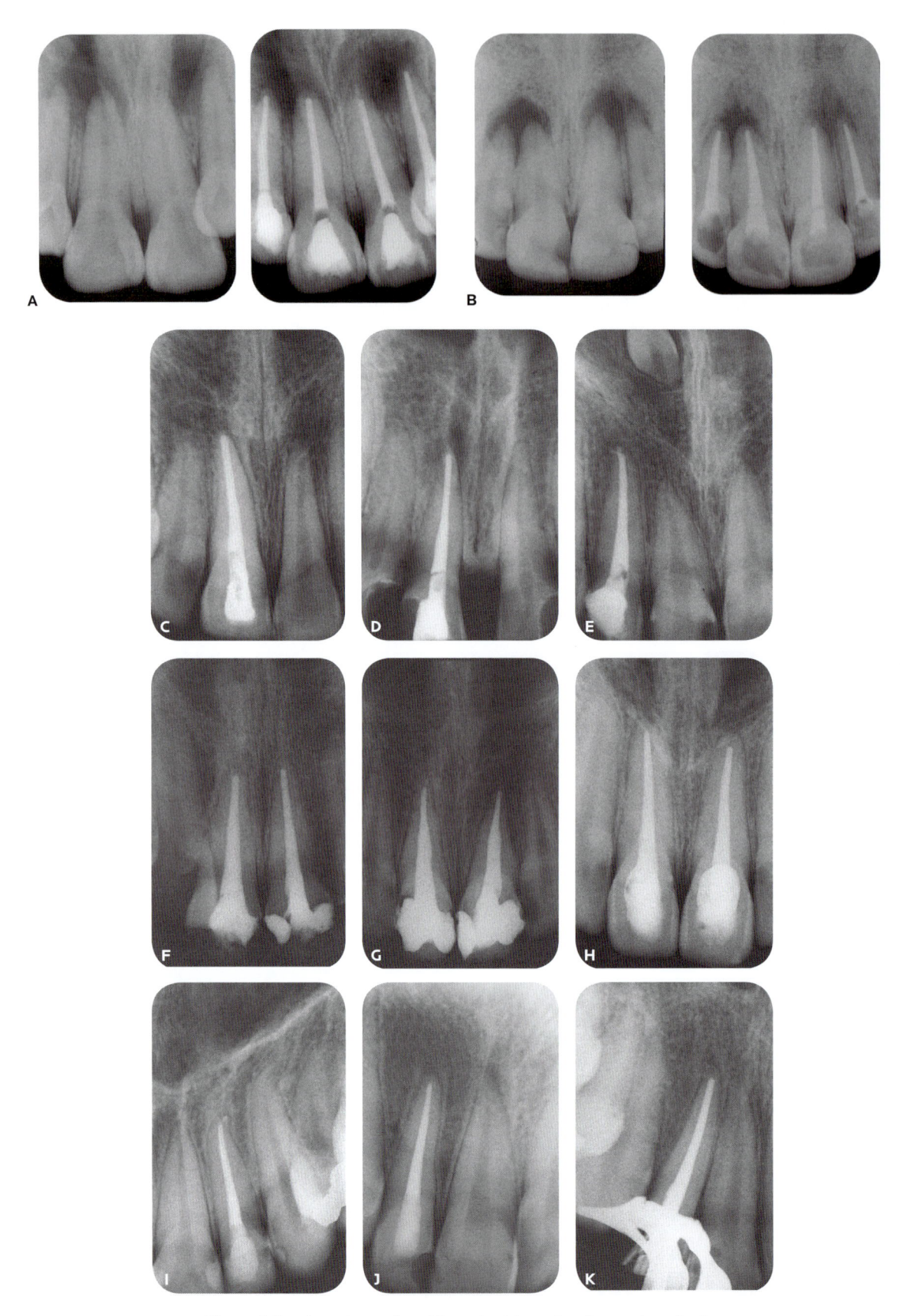

Figura 6.3 – Aspectos radiográficos de obturações de canais radiculares com condensação lateral em dentes anteriores.

Fonte: Estrela.[8]

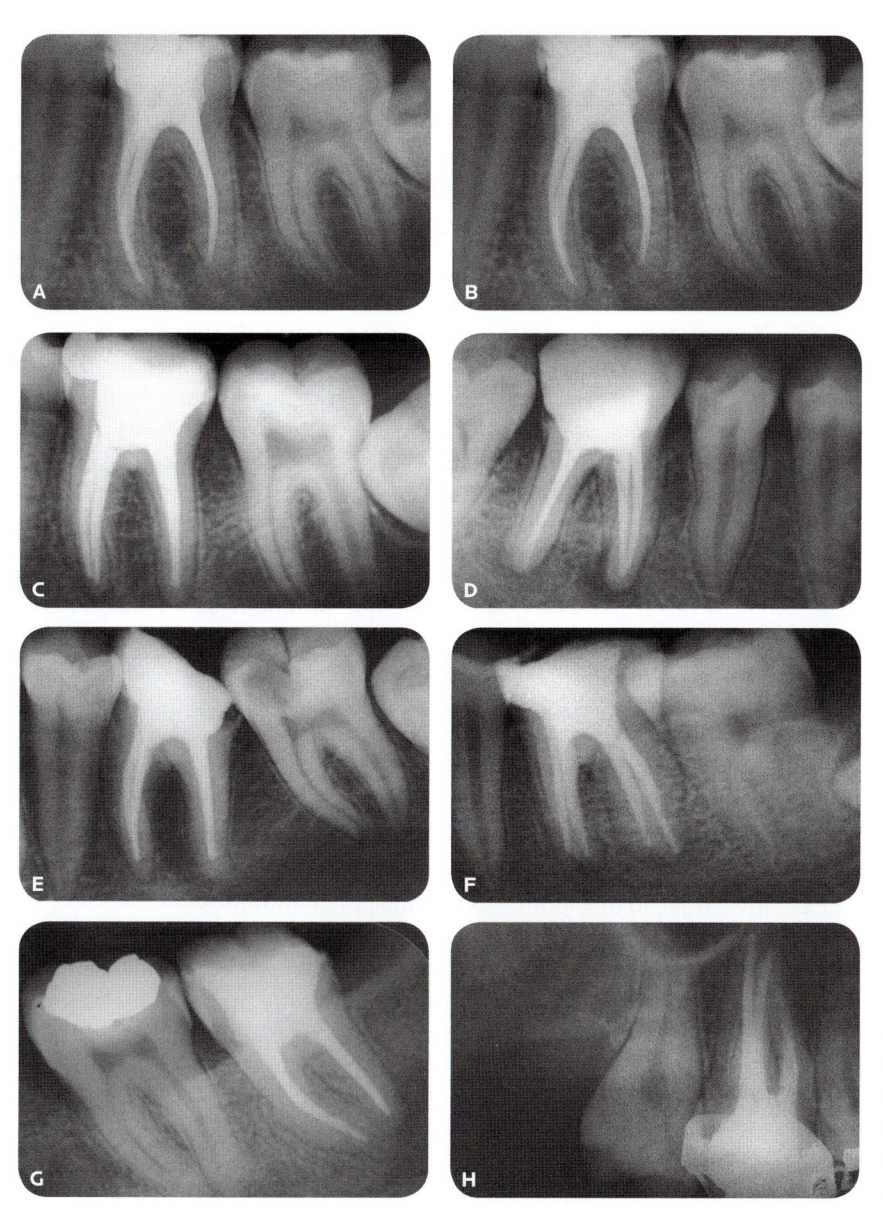

Figura 6.4 — Aspectos radiográficos de obturações de canais radiculares com condensação lateral em dentes posteriores.

Fonte: Estrela.[8]

ALTERNATIVAS E SISTEMAS DE OBTURAÇÃO

Algumas manobras complementares à condensação lateral podem ser utilizadas em determinadas situações especiais.

Em canais extremamente amplos, pode-se fazer uso de cones rolados, confeccionados utilizando-se dois ou três cones de maior calibre. Com duas placas de vidro, estando pelo menos uma delas aquecida, uma é deslizada sobre a outra, com os cones interpostos, até que o calor os plastifique e os mantenha unidos em uma só massa. A placa que se movimenta deve estar ligeiramente inclinada para manter o aspecto cônico do novo cone preparado. Adicionando-se mais cones, obtém-se ainda mais calibre. Com a repetida fricção, seu diâmetro diminui.

Nessa técnica, o cone é fabricado de acordo com a necessidade do caso, substituindo o cone principal tradicional. Os cones acessórios são preenchidos de forma idêntica à da técnica de condensação lateral.

Outra manobra que pode ser utilizada com a condensação lateral é a moldagem do cone principal. Trata-se do amolecimento da ponta do cone, para melhor ajuste nas regiões apicais amplas. Aproxima-se o cone de uma fonte de calor, que pode ser a chama de uma lamparina, mais ou menos 2 cm, conduzindo-o, em seguida, ao canal radicular até o comprimento do trabalho. Faz-se uma marca no cone (com os mordentes da pinça de algodão) para determinar a posição em que este deverá ser colocado novamente. O canal é seco e procede-se à condensação lateral como de costume na técnica tradicional.

Diversas manobras podem ser realizadas no intuito de acomodar da forma mais condensada e coesa o material no canal radicular. Assim, pode-se remover parte da guta-percha que preenche os terços cervical e médio e reforçar a condensação vertical desse material.

Selamento coronário

LEMBRETE
O selamento coronário é tão importante quanto o selamento da região apical.

É consenso que o tratamento endodôntico finaliza-se com a restauração do dente, ou seja, com o selamento coronário definitivo.

Wu e Wesselink[9] discutiram a importância do selamento coronário como fator determinante para o sucesso do tratamento endodôntico. Essa investigação teve por base a avaliação de métodos semiquantitativos e quantitativos. Os estudos utilizados nessa investigação avaliaram o fracasso dos tratamentos endodônticos em decorrência de canais obturados parcialmente ou por inadequadas instrumentação e sanificação. Os resultados da maioria dos estudos de infiltração *in vitro* apresentam significância clínica questionável. A técnica de condensação lateral utilizada clinicamente apresenta um elevado índice de sucesso, porém resultados de estudos *in vitro* realizados revelam que cerca de um terço dos canais obturados com essa técnica apresentam elevados níveis de penetração de corante, variando de 4,16 a 9,25 mm. Para tentar reduzir as variações de metodologias empregadas, o comprimento e a anatomia de todos os dentes devem ser semelhantes, o batente e o diâmetro do forame após a instrumentação devem ser controlados, o pH das soluções utilizadas deve ser conhecido e preferencialmente neutro, a fim de determinar a relação quantitativa entre a infiltração dos produtos bacterianos da microbiota do canal radicular e a inflamação do periápice.

Ray e Trope[10] avaliaram a relação existente entre a qualidade da restauração coronária e da obturação do canal radicular e a presença de patologia periapical. Esses autores selecionaram 1.010 radiografias de diferentes dentes tratados endodonticamente e portadores de restaurações definitivas. Os resultados mostraram que 61,07% dos dentes avaliados não apresentavam inflamação periapical. A boa restauração resultou significativamente em mais casos de ausência de inflamação periapical, em comparação aos dentes com boa endodontia (80% vs. 75,7%). Já as restaurações pobres resultaram em mais casos de inflamação periapical quando comparadas à pobre endodontia (30,2% vs. 48,6%). A combinação entre boa restauração e boa endodontia resultou em 91,4% de casos de ausência de inflamação periapical, enquanto a combinação de endodontia pobre e restauração pobre resultou em 18,1% de ausência de inflamação periapical.

Tronstad e colaboradores[11] avaliaram a possível relação entre qualidade de restauração coronária, qualidade de obturação endodôntica e saúde periapical em 1.001 dentes tratados endodonticamente e portadores de restaurações coronárias. Os resultados mostraram 67,4% de sucesso endodôntico. Dentes com pinos intrarradiculares tiveram 70,7% de sucesso, enquanto aqueles sem pinos tiveram 63,6%. As endodontias boas combinadas com boas restaurações mostraram 81% de sucesso; já a combinação de boa endodontia com restauração pobre mostrou 71% de sucesso. A combinação de endodontia pobre e boa restauração mostrou 56% de sucesso; enquanto a endodontia pobre combinada com restauração pobre teve sucesso de 57%. Do ponto de vista radiográfico, avaliou-se que a qualidade técnica do tratamento endodôntico foi mais importante que a qualidade da restauração coronária, considerando a análise da região periapical como critério de sucesso.

Estrela e colaboradores[2] avaliaram a prevalência e os fatores de risco da periodontite apical (PA) em dentes com tratamento endodôntico em seleta população adulta do Brasil. Um total de 1.372 radiografias periapicais de dentes com tratamento endodôntico foi analisado, considerando-se qualidade da obturação, estado da restauração coronária e presença de pinos intrarradiculares associados à PA. A prevalência de PA associada a tratamento endodôntico adequado foi baixa (16,5%), e esse número reduziu-se a 12,1% quando foram consideradas obturação e restauração coronária adequadas. Os dentes com tratamento endodôntico adequado e restauração coronária inadequada tiveram prevalência de PA igual a 27,9%. A PA aumentou para 71,7% nos dentes com tratamento endodôntico e restauração coronária inadequados. Quando o tratamento endodôntico inadequado foi combinado com restaurações coronárias adequadas, encontrou-se 61,8% de PA. A prevalência de PA foi baixa quando associada a uma elevada qualidade técnica do tratamento endodôntico. A restauração coronária deficiente aumentou o risco de PA, mesmo na presença de adequado tratamento endodôntico. A presença de pinos intrarradiculares não influenciou a prevalência de PA.

Kersten e colaboradores[12] investigaram a capacidade da obturação em prevenir a infiltração de partículas de bactérias e de macromoléculas de proteínas. Esses autores também analisaram se a penetração do azul de metileno é comparável à de produtos metabólicos bacterianos de tamanhos similares. A endotoxina utilizada foi *E. coli* 055:B5 lipopolissacarídeo. O ácido butírico é um produto metabólico dos microrganismos com poder citotóxico. As partículas de bactérias e macromoléculas de proteínas podem não se infiltrar somente com a utilização de cimento e pressão no momento da obturação com guta-percha. A infiltração de pequenas moléculas, como o ácido butírico, não pôde ser evitada neste estudo, independentemente do método de obturação utilizado. A infiltração do ácido butírico provou ser comparável à do azul de metileno.

> **ATENÇÃO**
>
> Em vista de todos os inconvenientes decorrentes de infiltração coronária microbiana, o tratamento restaurador definitivo deve ser realizado o mais breve possível.

> **LEMBRETE**
>
> No tratamento endodôntico, devem-se tomar todos os cuidados para manter a cadeia asséptica.

Um dos mais sérios problemas verificados na clínica endodôntica é o período em que o dente fica com uma restauração provisória até o tratamento definitivo. A situação torna-se um pouco mais complexa quando o dente recebe preparo para retentor intrarradicular e acaba permanecendo um período mais prolongado com selamento ou coroa provisória. O selamento interno deve ser o mais adequado possível, evitando assim uma possível reinfecção.

Cuidados assépticos devem ser estabelecidos como protocolo de rotina no tratamento do canal para o recebimento de um retentor intrarradicular, independentemente de este ser realizado por um clínico geral ou um especialista em prótese. O ideal é que o endodontista efetue o preparo do canal para o retentor intrarradicular e, se for o caso, cimente o pino.

O tratamento endodôntico deve ser considerado finalizado após o definitivo selamento coronário.

7

Retratamento do canal radicular

A estruturação de um novo tratamento endodôntico em decorrência de um fracasso representa uma manobra complexa que requer cuidado especial. Ainda que o novo tratamento seja constituído quase exatamente das mesmas fases operatórias do tratamento inicial, qualquer reconstrução exige muita atenção e apurada perícia. O Quadro 7.1 apresenta as dificuldades técnicas encontradas em todas as etapas do tratamento endodôntico.

Embora o retratamento seja a primeira opção para o tratamento do insucesso, ele apresenta dificuldades e complicações que tornam o prognóstico duvidoso.[1] Diante disso, é importante realçar as características clínicas e radiográficas do sucesso endodôntico, cujos aspectos fundamentais podem ser sintetizados nos seguintes pontos:

- silêncio clínico (ausência de dor, edema, fístula);
- estrutura óssea periapical normal (uniformidade da lâmina dura, espaço periodontal normal, ausência ou redução de rarefação óssea, ausência ou interrupção de reabsorção radicular);
- dente em função e presença de selamento coronário perfeito.[2]

A Figura 7.1 apresenta um caso clínico de periodontite apical assintomática com expressiva destruição óssea periapical. Esse tratamento endodôntico, realizado com hidróxido de cálcio como medicação intracanal, teve sucesso clínico e radiográfico constatado 20 meses após sua conclusão.

Os critérios clínicos de sucesso do tratamento endodôntico devem ser reavaliados quanto às condições clínicas (ausência de sintoma, fístula, edema, mobilidade patológica), em razão do tempo de restauração funcional presente e de radiolucência, considerando as limitações observadas pelas radiografias periapicais em detrimento da precisão da TCFC. Todavia, deve-se ter cuidado com artefatos de técnica passíveis de serem visualizados próximos aos dentes portadores de retentores intrarradiculares metálicos.[1-3]

Um aspecto que deve receber atenção redobrada diz respeito ao critério na seleção de casos. Os cuidados inerentes ao paciente

OBJETIVOS DE APRENDIZAGEM

- Identificar as causas do fracasso endodôntico e os recursos para o retratamento e ao caso clínico em questão, o bom senso, a intuição, a vivência e a habilidade profissional são características que sempre devem ser valorizadas em um profissional.

Entre os fatores locais que possibilitam viabilizar um prognóstico duvidoso (ou constituem impedimento à correta ação da técnica endodôntica), destacam-se os seguintes:

- fatores anatomopatológicos (modificações da anatomia interna, dilacerações excessivas, calcificações da cavidade pulpar);
- fatores decorrentes de acidentes endodônticos (perda do comprimento de trabalho-degrau, perfuração radicular, fratura de instrumento endodôntico);
- insucessos endodônticos (presença de pinos extensos, obturações somente com cimentos, cimento e guta-percha, cimento e cone de prata, etc.)

QUADRO 7.1 — FATORES OPERATÓRIOS QUE PODEM INTERFERIR NO SUCESSO OU FRACASSO ENDODÔNTICO

	Dificuldades técnicas	Dificuldades anatômicas
Abertura e preparo coronário	Acesso inadequado Perfuração Fratura de instrumento Presença de material restaurador	Calcificação Alterações anatômicas
Preparo do canal radicular	Localizaçao do canal Enfraquecimento da estrutura dentária Presença de canal adicional Perda do comprimento de trabalho-degrau Desvio Transporte foraminal Alargamento exagerado Perfuração Fratura de instrumento endodôntico Sobreinstrumentação	Canal calcificado Canal dilacerado Dente fora da posição
Obturação do canal radicular	Instrumentação excessiva Sobreobturação Dor pós-opertatória Fratura de espaçador (Lentulo, McSpadden) Cimento com presa rápida	
Retratamento endodôntico	Presença de pasta Presença de cimento Cone de guta-percha e cimento Cone de prata e cimento Presença de retentor intrarradicular	

Fonte: Estrela.[4]

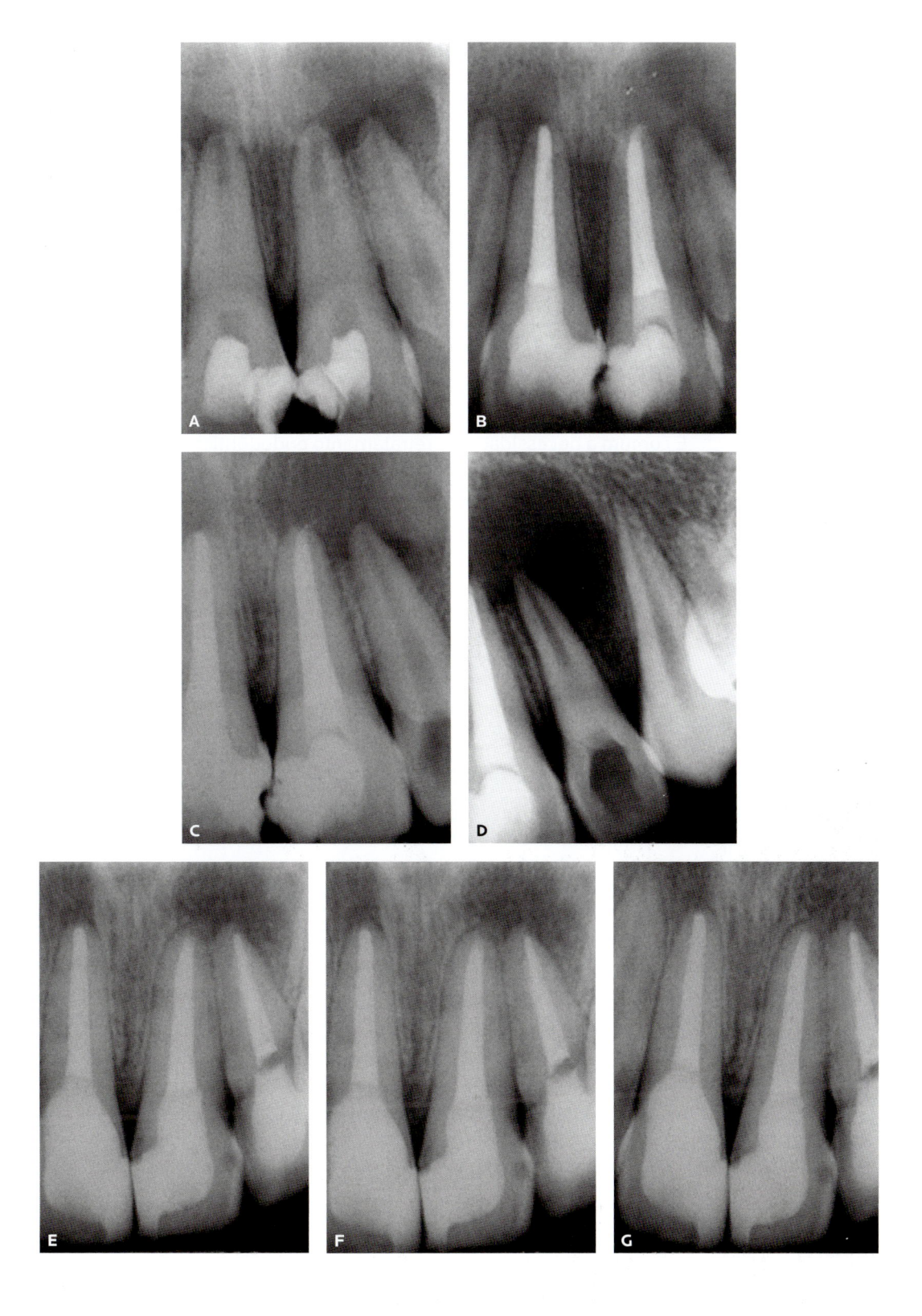

Figura 7.1 — Periodontite apical assintomática nos dentes 11, 21 e 22. O tratamento endodôntico foi realizado com emprego de hidróxido de cálcio como medicação intracanal. O sucesso clínico e radiográfico desse tratamento foi constatado após 20 meses de controle.

Fonte: Estrela.[5]

É preciso também considerar os fatores relativos ao paciente, como as características de doenças sistêmicas.[1] Observa-se que a maioria dos dentes indicados para o retratamento endodôntico foram restaurados, e a presença de coroa e retentor intrarradicular obstrui e dificulta o acesso coronário. Desse modo, para o retratamento, primeiramente é necessário um novo acesso aos canais radiculares. Esse acesso é promovido pelo esvaziamento, que compreende a desobstrução e/ou a desobturação.

A anatomia do dente é mais bem visualizada sem a presença da coroa. Portanto, o preparo da cavidade endodôntica e a remoção da dentina cariada devem ser preferencialmente realizados em dentes sem a coroa protética. O dente pode estar com giroversão, e o preparo da cavidade de acesso através da coroa pode ser complicado e conduzir a erros, como desvio ou perfuração.[6, 7]

É comum a necessidade de retratamento endodôntico em dentes portadores de pinos intrarradiculares. Entretanto, com os recentes avanços técnicos e de equipamentos, têm-se minimizado essas sequelas.

A remoção de pinos intrarradiculares pode levar a grandes dificuldades, como risco de fraturas dentárias ou perfurações radiculares, principalmente quando existe pouca quantidade de estrutura dentária remanescente.

DIAGNÓSTICO DO FRACASSO ENDODÔNTICO

Os vestígios do fracasso do tratamento endodôntico, caracterizados pela presença de lesão periapical e sintomatologia pós-tratamento, são importantes indicadores da necessidade de nova intervenção. Esses aspectos sinalizam a vitória inicial dos microrganismos sobre as resistências orgânicas.[1]

Durante muitos anos o tratamento de eleição para os insucessos endodônticos era a cirurgia parendodôntica ou a exodontia. O retratamento endodôntico, a partir da efetividade conquistada pelo processo de sanificação, modelagem e obturação do sistema de túbulos dentinários infectados, reforçou a importância do controle microbiano nas infecções endodônticas.

A prevenção de complicações futuras decorrentes da manutenção de tratamento endodôntico insatisfatório em dente que será portador de restauração metálica fundida (prótese fixa com ou sem retentor intrarradicular) impõe a indicação imediata de desobturação e/ou desobstrução do canal radicular.

Nair[8] divide as causas responsáveis por falhas endodônticas em causas de origem microbiana (infecções intrarradiculares e extrarradiculares) e não microbiana (fatores exógenos e endógenos) (Quadro 7.2).

ATENÇÃO

O fracasso endodôntico geralmente é decorrente de fatores técnicos (operatórios) ou patológicos (alteração presente) ou influenciado por fatores sistêmicos (doenças que dificultam o processo de reparação tecidual).

QUADRO 7.2 – CAUSAS RESPONSÁVEIS PELOS FRACASSOS ENDODÔNTICOS

Causas de origem microbiana	Fator intrarradicular	Bactérias
		Fungos
	Fator extrarradicular	Actinomicose
Causas de origem não microbiana	Fator exógeno (reação tipo corpo estranho)	Material de obturação
		Pontas de papel
	Fator endógeno	Cisto
		Cristal de colesterol

Fonte: Nair.[8]

ESVAZIAMENTO DO CANAL RADICULAR

Vários fatores que influenciam o prognóstico de sucesso e fracasso de um tratamento têm sido estudados; contudo, há variáveis que tornam difícil a interpretação dos resultados. Stabholz e Friedman[6] relataram que essas dificuldades incluem tendências do observador na interpretação radiográfica, níveis variáveis de cooperação do paciente, subjetividade da resposta do paciente, variabilidade do hospedeiro em responder ao tratamento, validade relativa e reprodutividade do método de avaliação e grau de controle das variáveis (p. ex., tamanho da amostra e diferenças nos períodos de observação).

A conquista de um acesso livre, capaz de permitir o completo esvaziamento de todo o canal radicular, constitui um dos primeiros objetivos técnicos após a constatação do fracasso endodôntico. Nos retratamentos endodônticos, as manobras de remoção de restaurações extensas e de retentores intrarradiculares devem ser cuidadosas e bem valorizadas, pois podem ser responsáveis pelo fracasso direto ou por um prognóstico pouco favorável. Para que o número de acidentes (perfurações, fraturas dentárias) seja evitado ou reduzido, é importante considerar a estruturação de um planejamento adequado e uma boa seleção de casos antes do início do tratamento. Se a condição clínica inviabilizar o retratamento endodôntico, pela justificativa de não valer a pena o risco de fratura dentária ou perfuração ou por não se conseguir uma condição melhor do que a atual, pode-se considerar uma opção a cirurgia parendodôntica.

LEMBRETE

O percentual de sucesso de um tratamento endodôntico é influenciado pelo estado pré-operatório da polpa dentária e pela presença ou ausência de lesão periapical pré-operatória.

LEMBRETE

O planejamento para o retratamento endodôntico deve partir de um diagnóstico adequado, associado a uma refinada seleção de casos.

A dificuldade no estabelecimento do novo acesso ao canal radicular depende do material presente, da anatomia da cavidade pulpar, de iatrogenias (perda do comprimento de trabalho – degraus, perfurações, instrumentos fraturados) e da presença de retentores intrarradiculares (tipo, comprimento, diâmetro, cimento).

CONDUTA TERAPÊUTICA: O novo tratamento endodôntico busca esvaziar o canal radicular, remover completamente o material presente, estabelecer o novo limite longitudinal e transversal de ampliação, obter uma forma adequada e prestigiar um efetivo e potente controle microbiano para a infecção secundária presente.

O exame radiográfico é essencial no planejamento de um retratamento endodôntico, pois fornece vários dados importantes, como o provável material obturador, a qualidade e extensão da obturação e a presença de sub ou sobreobturações, obstruções mecânicas (cimentos, fragmento de instrumento endodôntico) e retentor intrarradicular (tipo, comprimento, diâmetro). Com o conhecimento desses aspectos, pode-se prever a dificuldade ou facilidade na execução do esvaziamento do canal radicular.

LEMBRETE

Antes do retratamento endodôntico, o paciente deve ser esclarecido sobre os riscos e os benefícios e assinar um termo de consentimento.

Antes do início do retratamento endodôntico, convém esclarecer muito bem ao paciente os prováveis riscos e benefícios, bem como obter seu consentimento por escrito para a realização do novo tratamento. Como recurso clínico adicional ao possível fracasso do retratamento, tem-se ainda a opção da cirurgia parendodôntica.

RETRATAMENTO ENDODÔNTICO

O acesso à região apical nos retratamentos endodônticos é obtido por esvaziamento do canal radicular, a partir da remoção do material obturador presente. A nova modelagem do canal depende do acesso livre e direto à região apical.

O material obturador normalmente oferece resistência à remoção. Tal resistência não pode resultar em alterações indesejáveis na morfologia do canal, pois os objetivos da terapia endodôntica devem ser mantidos. Os materiais comumente encontrados são pastas, cimentos, guta-percha, cones de prata e fragmentos de instrumento endodôntico (lima, broca, espaçador, Lentulo).

Muitas técnicas têm sido indicadas para a remoção dos materiais obturadores e/ou para as obstruções dos canais radiculares.[1-29] Entre os recursos disponíveis para a remoção dos retentores intrarradiculares, Vani e colaboradores[9] destacaram o emprego de brocas Carbide, ultrassom, sistema acionado por mola, alicate extrator de pino, aparelho pequeno gigante, sistema acionado pneumaticamente (Coronaflex), alveolótomo e sistema acionado por pêndulo.

A seguir, são descritos os passos operatórios normalmente envolvidos no processo de esvaziamento de canais radiculares com presença de pastas, cimentos, cones de guta-percha, cones de prata e fragmentos de instrumentos endodônticos fraturados.

ESVAZIAMENTO DO CANAL COM PASTAS E CIMENTOS

O primeiro passo para o esvaziamento do canal consiste na avaliação clínica e radiográfica do material obturador presente (pasta/cimento), bem como da quantidade e extensão apical de material (presença no terço cervical, médio e/ou apical).

TÉCNICA: Nos canais radiculares que contêm pastas de hidróxido de cálcio, a remoção geralmente não oferece dificuldades. Com instrumento tipo K-Flex, com manobra de cateterismo, associada a abundante irrigação-aspiração, desloca-se e remove-se a pasta do interior do canal radicular. Quando o canal radicular está preenchido somente com cimento, o caso clínico torna-se mais complexo, pois, em algumas situações, podem-se encontrar cimento à base de óxido de zinco e eugenol, cimento à base de fosfato de zinco e até mesmo resinas autopolimerizáves. Deve-se estar atento, pois os mais variados materiais já foram encontrados obstruindo o canal radicular.

Os cimentos são mais difíceis de remover, pois normalmente têm consistência dura e requerem o emprego de solvente na tentativa de facilitar a degradação e solubilização. Diversos recursos podem ser usados para a remoção de cimento do interior do canal radicular. Inicialmente, podem-se usar instrumentos rotatórios, brocas LN, limas modificadas (trépanos/perfuratriz) ou brocas Carbide longas para contra-ângulo. A utilização desses recursos exige um acompanhamento radiográfico passo a passo, pois há grande risco de perfuração. Outro recurso auxiliar é o emprego do ultrassom como manobra isolada ou associada aos recursos descritos. Nem todos os casos de remoção de cimento de canais radiculares são bem-sucedidos.[1, 10-12]

ESVAZIAMENTO DO CANAL COM GUTA-PERCHA

O diagnóstico inicial tem significativa importância quando se necessita remover guta-percha do canal radicular. A avaliação clínica e radiográfica da qualidade da obturação presente nos três terços da raiz e do limite apical de preenchimento do material obturador é essencial para a remoção. A maioria dos casos mostra obturações condensadas nos terços cervical e médio, com falhas no terço apical e falta de preenchimento adequado.

TÉCNICA: Após os procedimentos normais para a abertura coronária, empregam-se as brocas de Gates-Glidden (alargadores cervicais), especialmente no terço cervical e no início do terço médio, o que reduz o volume de material obturador. Em seguida, utiliza-se um solvente no espaço relativo ao terço cervical (óleo de laranjeira) e, com movimentos de cateterismo, com limas tipo K-Flex, pressiona-se contra o remanescente de obturação, que está sob influência do solvente. Inicialmente, pode-se trabalhar com um trépano sob a massa obturadora presente, pois isso permite uma atuação com certa pressão. Recentemente, com o advento de instrumentos de níquel-titânio (NiTi), várias companhias lançaram no mercado instrumentos rotatórios para retratamento.

ATENÇÃO
A guta-percha extruída para a região periapical pode atuar como um potencial irritante.

Os cones de guta-percha oriundos de canais radiculares mal condensados podem ser tracionados com pequenos movimentos de rotação, ou com o uso de limas tipo Hedströem, após o emprego do trépano, ou das limas tipo K-Flex, que abriram a primeira via de passagem. Novamente, depositam-se algumas gotas de solvente na câmara pulpar e, com limas tipo K-Flex (nº 15, 20, 25), procura-se vencer o material com pressão apical e movimentos de cateterismo. Depois de criar espaço com essas limas, pode-se tentar a remoção com auxílio das limas tipo Hedströem (nº 20, 25 ou 30).

NÃO FAÇA: Na região apical, principalmente nos 3 mm finais de obturação, evite o emprego do solvente para prevenir possível extravasamento do material obturador.

Para os canais radiculares curvos, redobram-se os cuidados, uma vez que aumentam as chances de criação de degraus, perfurações, transportes foraminais, fraturas de instrumentos.

TÉCNICA: Nos casos de sobreobturação, a guta-percha é removida, como citado anteriormente até 2 a 3 mm aquém do ápice. Tenta-se remover o remanescente de guta-percha, que é preservado sólido, ou seja, sem uso de solvente, por meio de lima Hedströem, após o emprego da lima K-Flex. Superado o obstáculo, uma lima tipo K-Flex é levada até 0,5 a 1 mm além do ápice. Com um giro controlado no sentido horário, tenta-se prendê-la firmemente na guta-percha, que é lentamente removida. Deve-se tomar cuidado com a sobreobturação de cimento endodôntico, pois, nos casos de retratamento, o batente apical não se apresenta definido.[1]

ATENÇÃO
Deve-se ter um cuidado especial com as limas tipo Hedströem, pois podem travar nas paredes dos canais e fraturar.

ESVAZIAMENTO DO CANAL COM CONES DE PRATA

LEMBRETE
Durante o esvaziamento do canal, deve-se tomar cuidado para que as brocas não danifiquem os cones de prata.

O acesso ao canal radicular em dente obturado com cones de prata impõe a necessidade prévia de se remover a restauração e o material obturador presente na câmara coronária.

Primeiro é feita a cuidadosa remoção do selamento coronário em torno do cone de prata; a seguir, deve-se verificar se este está solto ou cimentado firmemente no interior do canal. Uma boa sondagem com explorador endodôntico representa a medida inicial. Se não estiver muito firme, o cone de prata deve ser apreendido com uma pinça especial de ponta fina e tracionado em sentido coronário. Caso o cone de prata esteja cimentado e bem retido no interior do canal, deve-se utilizar o ultrassom para favorecer a desintegração do cimento (se presente), para facilitar sua retirada. Mesmo após o emprego do ultrassom, deve-se tentar ultrapassar o cone de prata com um instrumento de calibre fino, para então realizar o seu tracionamento.

LEMBRETE
Deve-se tomar muito cuidado para não fraturar o cone de prata no interior do canal, pois isso tornaria o caso clínico ainda mais complicado.

ESVAZIAMENTO DO CANAL COM INSTRUMENTOS FRATURADOS

A fratura de instrumento endodôntico é um acidente que pode prejudicar o prosseguimento do tratamento ou mesmo pôr em risco seu sucesso.

As causas mais comuns de fratura de instrumentos são manuseio incorreto; força desnecessária nas curvaturas e nos obstáculos; uso sob premência do tempo; uso fora da sequência de aumento de calibre; manobra intempestiva que favoreça a imobilização; ausência de inspeção anterior e posterior ao uso; emprego excessivo; acesso inadequado e falha de fabricação.[1, 10-12]

Diante de um caso de instrumento fraturado dentro do canal radicular, algumas opções terapêuticas podem ser usadas para solucionar o problema de acesso. A primeira delas consiste em ultrapassar o instrumento fraturado e removê-lo; a segunda, em ultrapassá-lo e englobá-lo ao material obturador; a terceira consiste em obturar até o instrumento; e a quarta opção é a cirurgia parendodôntica. O estado pré-operatório da polpa dentária é um fator importante a ser considerado durante a tomada de decisão.

> **ATENÇÃO**
> Para evitar a fratura de instrumentos, os princípios que regulamentam o correto processo de sanificação e modelagem dos canais radiculares devem ser rigorosamente seguidos.

A ultrapassagem do instrumento fraturado pode ser feita com o uso de limas tipo K-Flex, trépanos ou vibração ultrassônica. Quando o canal estiver preenchido por cone de prata, os cuidados podem ser os mesmos indicados para os instrumentos fraturados.

TÉCNICA: Utiliza-se um instrumento de pequeno calibre para abrir espaço entre as paredes do canal e o objeto sólido, tentando ultrapassar o fragmento fraturado. Nos casos de cones de prata cimentados, tenta-se desestruturar o cimento com ultrassom. Deve-se sempre pré-curvar os instrumentos nas curvaturas.

À medida que se penetra no interior do canal, deve-se realizar abundante irrigação-aspiração e procede-se ao acompanhamento do trajeto do instrumento-guia por meio de radiografias, com o objetivo de verificar possíveis desvios da luz do canal. Uma vez ultrapassado o objeto ou ao se aproximar do término do canal, realiza-se nova radiografia para estabelecer a odontometria. Após o preparo do canal com lima de nº 25, tipo K-Flex, pode-se tentar empregar limas tipo Hedströem para auxiliar na remoção do fragmento. Tal recurso deve ser a primeira opção para tentar superar esse difícil obstáculo.

O *kit* de Masserann consiste em um aparelho escavador que é aplicado e fechado ao redor do objeto. Uma série de brocas cortantes é usada no sentido anti-horário para promover o acesso ao objeto. Como as brocas são grandes e rígidas, essa técnica é restrita a raízes retas e amplas. O uso desse *kit* precisa ser controlado por radiografias frequentes e resulta em sacrifício considerável de dentina radicular e enfraquecimento do dente. Além disso, há risco muito elevado de trepanação.[1, 10, 13, 14]

Se a remoção do fragmento de lima presente no canal não for alcançado com nenhum dos métodos descritos anteriormente, deve-se optar pela cirurgia parendodôntica como complemento do tratamento.

Nas Figuras 7.2 e 7.3 há uma representação esquemática da sequência de retratamento endodôntico com esvaziamento do canal preenchido com cones de guta-percha e cimento.

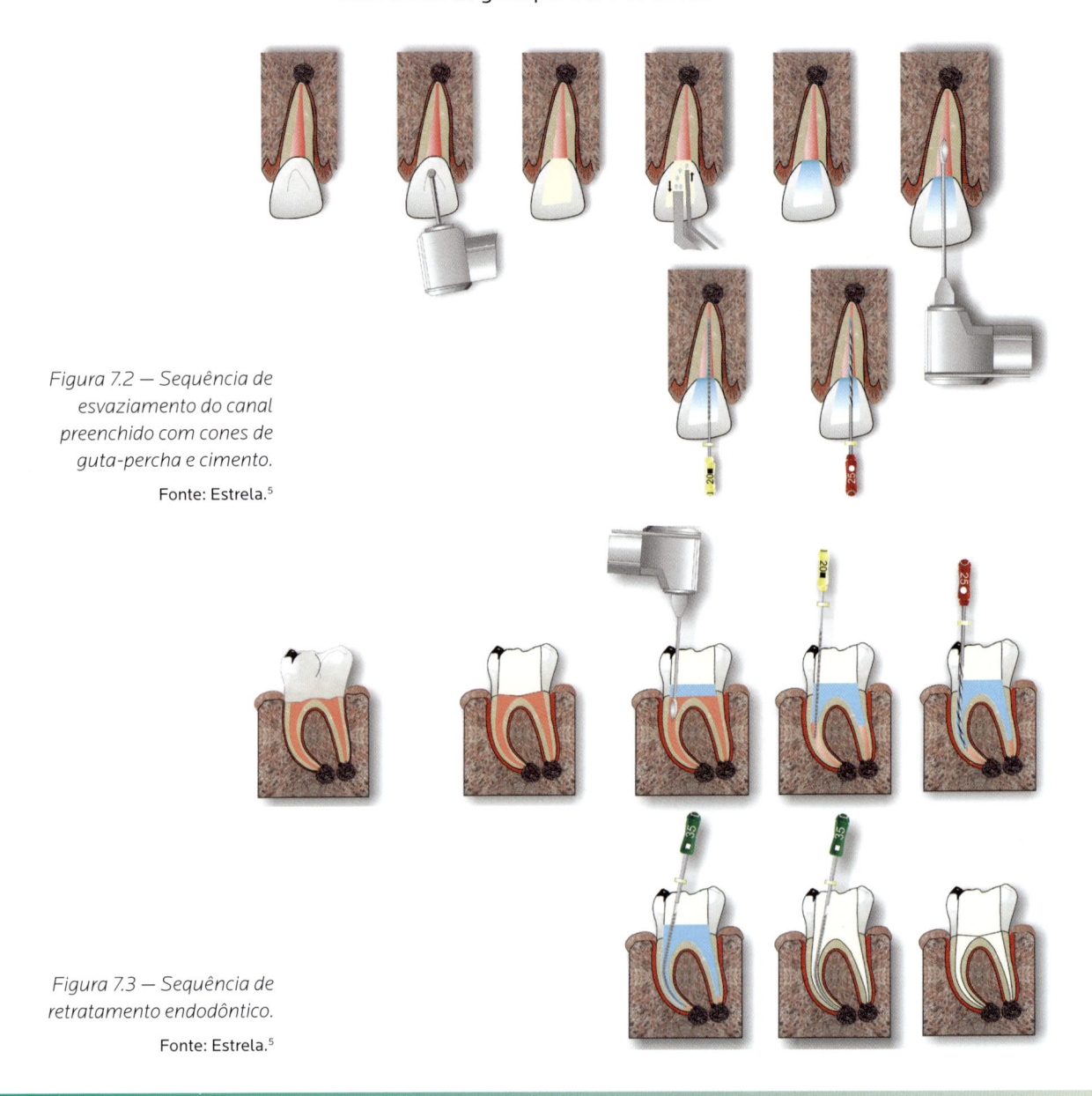

Figura 7.2 — Sequência de esvaziamento do canal preenchido com cones de guta-percha e cimento.
Fonte: Estrela.[5]

Figura 7.3 — Sequência de retratamento endodôntico.
Fonte: Estrela.[5]

ESVAZIAMENTO DO CANAL COM RETENTOR INTRARRADICULAR

A prevalência de fracasso endodôntico em dentes portadores de coroas com pinos intrarradiculares é elevada. Dessa forma, surgiram inúmeros dispositivos e aparelhos destinados a favorecer a remoção dos retentores intrarradiculares, permitindo um novo acesso e esvaziamento do canal radicular. Entre tais recursos, destacam-se: broca Carbide, ultrassom, sistema acionado por mola, alicate extrator de pino, aparelho pequeno gigante, sistema acionado pneumaticamente (Coronaflex), alveolótomo e sistema acionado por pêndulo.[9]

REMOÇÃO DE RETENTOR INTRARRADICULAR COM ULTRASSOM

Durante as manobras de remoção dos retentores intrarradiculares (núcleos/pinos) nos retratamentos endodônticos, podem ocorrer desagradáveis acidentes, responsáveis por conduzir o tratamento ao fracasso ou a um prognóstico desfavorável. Para evitar ou diminuir tais acidentes (perfurações, fraturas dentárias), deve-se estruturar para cada situação específica um adequado planejamento. Para tanto, é importante saber o tipo de pino e imaginar ou identificar o cimento utilizado.

A remoção de pino com sistema ultrassônico é feita por meio de energia mecânica, com oscilações transmitidas para o retentor intrarradicular, com o objetivo de fragmentar e desestruturar o cimento presente entre o pino e a dentina. Dos cimentos mais empregados, destacam-se o fosfato de zinco, o ionômero de vidro e os cimentos resinosos.

Oliveira e colaboradores[15] avaliaram *in vitro* a efetividade da vibração ultrassônica na remoção de pinos intrarradiculares em 40 dentes humanos unirradiculares. Nesse estudo, foram utilizados pinos pré-fabricados (Unimetric 215 TR 310L) cimentados com cimento de fosfato de zinco. Em um grupo, não houve nenhum tipo de tratamento antes da tração; já o outro grupo foi submetido a vibração ultrassônica por 3 minutos. A força necessária para a remoção dos pinos foi determinada utilizando-se uma máquina de teste universal. Em um segundo momento, duplicaram-se as amostras, com os mesmos grupos em procedimentos inversos para que cada espécime fosse igualmente submetido a duas condições: remoção do pino sem vibração e com vibração prévia. Os resultados mostraram que foram necessárias forças significativamente menores para os espécimes tratados com vibração ultrassônica do que as necessárias ao outro grupo.

TÉCNICA: Para a remoção do retentor, inicialmente busca-se retirar a coroa protética. Associado a esse procedimento, quando o pino contém cimento envolvendo a estrutura cervical, realiza-se um desgaste em torno do pino com broca LN, esvaziando-o antes de empregar o ultrassom. Quando não se percebe o cimento, pode-se empregar uma broca de aço (Carbide) cilíndrica para diminuir sensivelmente seu diâmetro e, assim, perceber a linha de cimento. Se isso ocorrer, a remoção certamente será facilitada.

Nos pinos curtos e cônicos utiliza-se a energia ultrassônica sobre o pino por aproximadamente 5 minutos, o que muitas vezes é suficiente para removê-lo. Caso o pino seja longo e de forma cilíndrica, é necessário aplicar a ponta do ultrassom durante um período de 5 a 10 minutos.

Uma das vantagens dessa técnica é a preservação do tecido dentinário nas paredes do canal durante os procedimentos clínicos.[1]

O Quadro 7.3 e a Figura 7.4 apresentam uma sugestão para a sequência técnica de utilização do ultrassom. A Figura 7.5 ilustra a remoção de retentor intrarradicular com ultrassom.

QUADRO 7.3 — SEQUÊNCIA TÉCNICA DE UTILIZAÇÃO DO ULTRASSOM[14]

1. Esquema simulando uma raiz com contenção intrarradicular.

2. Usando brocas apropriadas, inicialmente desgasta-se o núcleo, ou seja, a porção da contenção em nível coronário, com a finalidade de remover o apoio deste na dentina (ver Fig. 7.4, seta), deixando-o com o mesmo diâmetro do pino em nível cervical. Essa conduta permite uma ação mais efetiva do ultrassom no nível do canal radicular.

3. Aspecto do núcleo após o desgaste. Nesse momento, passa-se a utilização do ultrassom.

4. Posições recomendadas para a ação do ultrassom: lateral, superior e em nível da linha de cimentação. O tempo de ação do ultrassom deve ser limitado a um minuto por posição.

5. Tracionamento do pino com pinça hemostática ou alicate; no caso de pino pré-fabricado, pode-se também tentar a giroversão no sentido anti-horário.
Obs.: Caso o pino não tenha sido desestabilizado até o momento, procede-se da maneira descrita a seguir.

6. Com uma broca Carbide ½ ou similar de pescoço longo, procede-se o desgaste do pino abrindo-se uma canaleta em seu centro, evitando-se com isso o desgaste da dentina.

7. O espaço obtido pela broca servirá de apoio para a ponta do ultrassom, permitindo uma vibração mais próxima da linha de cimentação.

8. A canaleta permite o deslocamento lateral de parte do pino por meio de uma sonda pontiaguda, criando-se um espaço entre o pino e a parede do canal.

9. Espaço obtido pelo deslocamento do pino.

10. Aplicação do ultrassom no espaço lateral obtido pelo deslocamento do pino.
Obs.: Com a vibração ultrassônica, a qualquer momento o pino pode ser desestabilizado. Se isso não ocorrer de imediato, procede-se conforme a sequência ilustrada nos itens de 1 a 10. É bom lembrar que, caso o pino não seja removido somente com a vibração ultrassônica (sequência de um a quatro), deve-se alternar a utilização da broca com vibração ultrassônica e tracionamento ou giroversão, dependendo do caso.

Fonte: Estrela e colaboradores.[1]

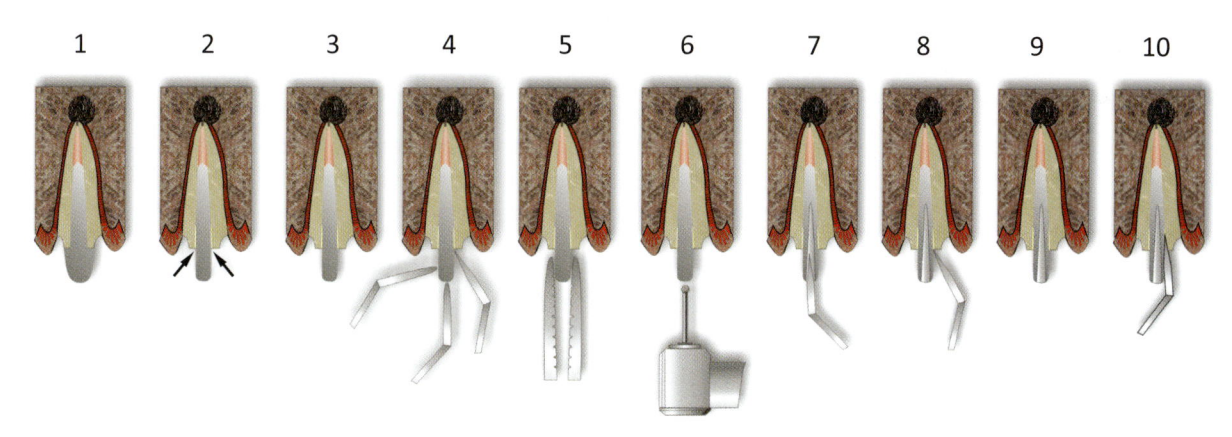

Figura 7.4 — Sequência de utilização do ultrassom.
Fonte: Estrela.[5]

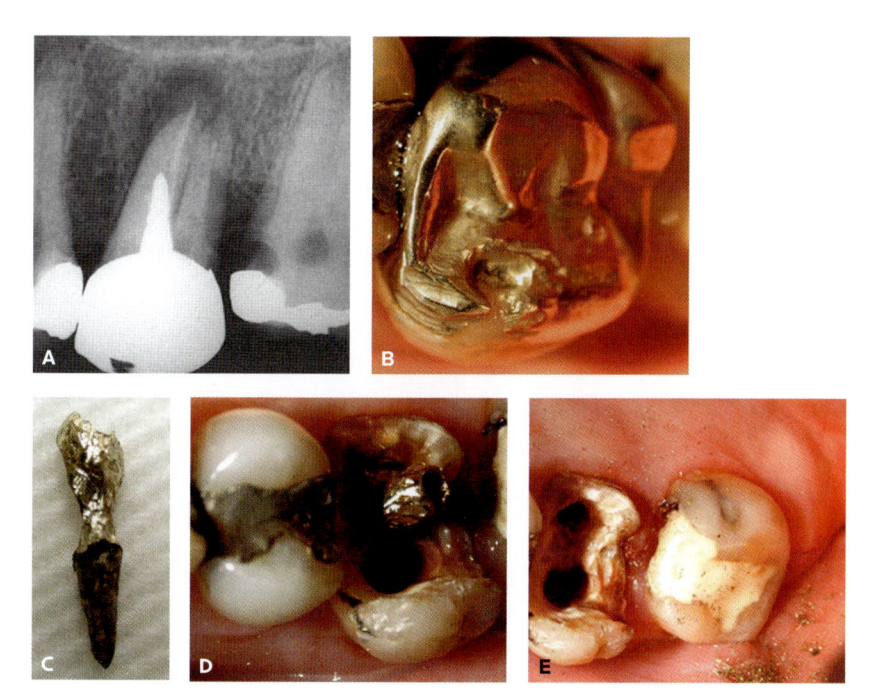

Figura 7.5. Remoção de retentor intrarradicular com ultrassom.
Fonte: Estrela.[5]

REMOÇÃO DE PINO COM EMPREGO DE BROCAS CARBIDE

O desgaste com o uso de brocas de aço do tipo Carbide é um método acessível que tem se mostrado eficaz na remoção de pino. Todavia, requer um minucioso estudo do aspecto radiográfico, exigindo radiografias preparadas nos três sentidos (mésio, orto e distorradial), análise da inclinação do dente no arco, apurado controle de direção da broca e boa refrigeração. A relação entre o diâmetro do canal, o diâmetro do pino, o comprimento do pino e o tamanho da broca são pontos que devem ser bem analisados.

ATENÇÃO

O desgaste deve ser controlado e lento, tomando-se muito cuidado para evitar desgaste desnecessário na dentina radicular.

TÉCNICA: A broca deve ter diâmetro inferior ao volume do pino intrarradicular e, no momento de sua ação, deve estar direcionada ao seu centro. À medida que a broca se aprofunda em sentido apical, milímetro a milímetro, observa-se o sentido do desgaste. O acompanhamento radiográfico é fundamental para possibilitar um controle da direção do desgaste.[9]

Esse método por desgaste tem sido empregado nos casos de pinos metálicos rosqueados e de pinos não metálicos, como os de fibras de carbono.

Quando existem coroas nas proximais do pino a ser removido, torna-se mais difícil o acesso da broca, uma vez que esta pode tocar nas coroas adjacentes. Portanto, essas manobras devem ser bem planejadas. As indicações são para as brocas longas (de 28 mm), mas é importante salientar que essas brocas apresentam elevado poder de corte, e muitas vezes o desgaste dentinário é totalmente imperceptível (ver Figs. 7.4 e 7.5).

A Figura 7.6 apresenta casos clínicos de retratamento endodôntico com remoção de diferentes materiais do interior do canal radicular.

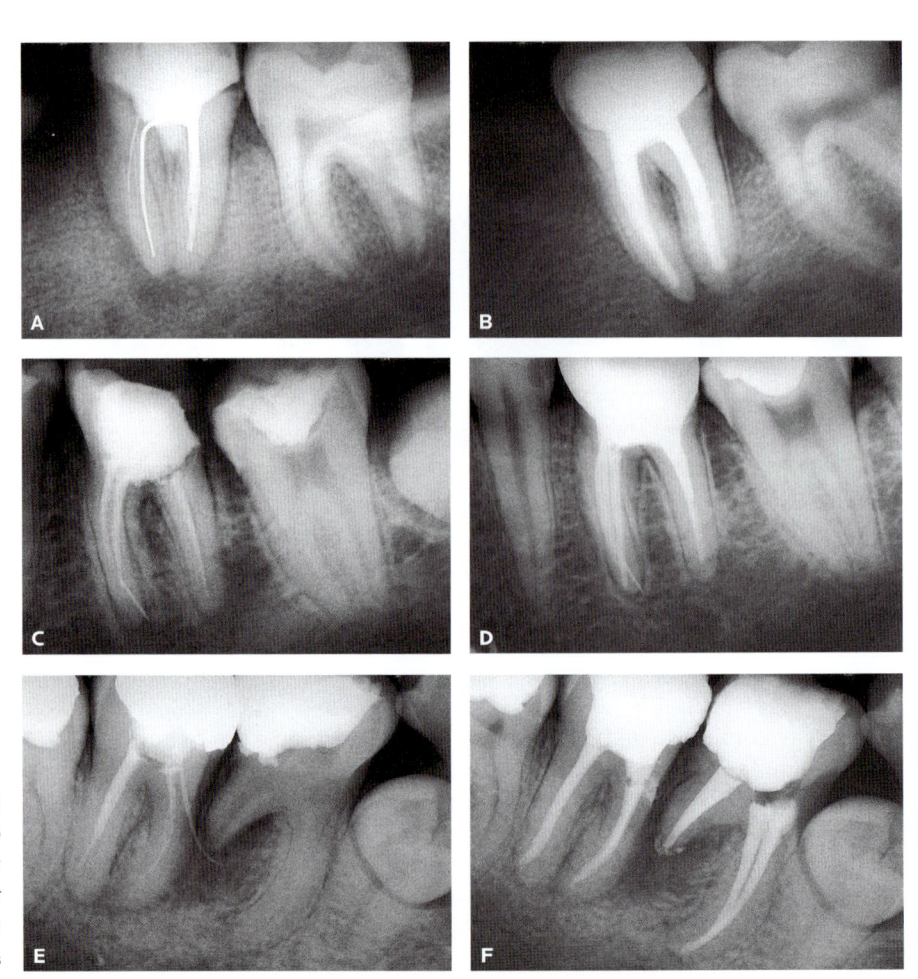

Figura 7.6 — Casos clínicos de retratamento endodôntico com remoção de diferentes materiais do interior do canal radicular.
Fonte: Estrela.[5]

SOLVENTE

O solvente é uma substância que tem como objetivo auxiliar na dissolução da guta-percha e/ou do cimento endodôntico utilizados na obturação do canal radicular. O amolecimento desses materiais favorece o esvaziamento do canal.

Diferentes solventes têm sido indicados e utilizados para aplicação em endodontia, como clorofórmio, xilol, eucaliptol, halotano, terebintina, óleo de laranjeira, entre outros. O eucaliptol e o xilol são os solventes mais comumente empregados pelos profissionais. Pécora e colaboradores[16] sugerem a utilização de um óleo essencial (obtido da laranjeira doce) como solvente de cimento de óxido de zinco e eugenol, pois facilita sua desintegração.

As situações clínicas de retratamento endodôntico impõem muitas dificuldades durante a neutralização do conteúdo séptico-tóxico presente, tanto no momento de desobturação quanto no de desobstrução. Um dos inconvenientes é a possibilidade de extrusão foraminal de resíduos do material obturador, raspas dentinárias contaminadas e microrganismos. Assim, é fundamental a adoção de cuidados especiais em relação não apenas à técnica de retratamento endodôntico, mas também à seleção do solvente.

TÉCNICA: Após o esvaziamento da câmara coronária, introduzem-se três a cinco gotas do solvente (p. ex., óleo de laranjeira) e aguardam-se alguns minutos, para então iniciar o processo de esvaziamento. Como foi relatado anteriormente, deve-se tomar cuidado para que o solvente não dissolva a guta-percha de modo que essa massa obturadora seja extruída para a região periapical.

REMODELAGEM, MEDICAÇÃO INTRACANAL E OBTURAÇÃO

Sempre que algum tipo de tratamento precisa ser refeito, considera-se a possibilidade de algum desgaste adicional. Em um retratamento endodôntico isso não é diferente, pois um novo preparo do canal radicular deve ser feito.

Os princípios do preparo do canal radicular e do uso de medicação intracanal foram discutidos anteriormente e também se aplicam a esta situação de modo similar. Todavia, merece destaque especial o emprego de medicação intracanal, como hidróxido de cálcio, com a finalidade de potencializar o processo de sanificação anteriormente conquistado durante a fase de modelagem. Sempre que possível, o tempo de permanência da pasta de hidróxido de cálcio deve ser maior que o proposto em um protocolo convencional.

No momento da obturação, os cuidados destinam-se àquelas situações em que não existe mais o batente apical, sendo real o risco de ocorrer uma sobreobturação. Assim, deve-se relacionar o mesmo protocolo para essa nova obturação do canal radicular, analisando-se muito bem o prognóstico de cada caso.

> **ATENÇÃO**
>
> Deve-se tomar cuidado durante a modelagem transversal, especialmente em áreas de risco de perfuração. A preocupação durante o esvaziamento e o novo alargamento do canal deve estar voltada à conquista de um processo efetivo de sanificação, considerando uma situação de infecção secundária.

COMPLICAÇÕES DURANTE O ESVAZIAMENTO DO CANAL

Constatado o fracasso endodôntico, o processo de esvaziamento do canal radicular pode representar uma conduta simples ou um procedimento dos mais desagradáveis e marcantes na vida do profissional. Deve-se estar sempre atento à imprevisibilidade no tratamento de uma infecção secundária. Além disso, podem ocorrer perfuração radicular, sobreobturação, fratura dentária e dor após o retratamento.

A perfuração radicular é um acidente de técnica que comunica a câmara pulpar ou os canais radiculares com o tecido periodontal, e pode afetar o prognóstico do retratamento endodôntico. Caso ocorra esse acidente, o paciente deve ser informado imediatamente sobre os procedimentos a serem seguidos, bem como as alternativas de tratamento e o efeito no prognóstico.

LEMBRETE
A rapidez do selamento da perfuração radicular favorece o prognóstico em virtude do menor período de exposição a uma possível contaminação bacteriana.

Entre os fatores que afetam o prognóstico nas perfurações radiculares, alguns merecem consideração, como a localização em relação à crista óssea (intraóssea ou supraóssea); a condição clínica da polpa dentária (vital ou necrosada); a extensão; a presença ou ausência de bolsa periodontal; o tempo decorrido entre a perfuração e o tratamento; a compatibilidade biológica e a capacidade seladora do material obturador.

As perfurações iatrogênicas podem ser agrupadas, de acordo com a localização, em intra e extra-alveolares, dependendo da relação com a crista óssea alveolar. As perfurações que ocorrem durante a abertura coronária normalmente estão relacionadas à falta de observação da anatomia dentária. A câmara pulpar pode-se apresentar com volume reduzido ou obstruído pela deposição de dentina reparadora, consequência de constantes agressões e/ou envelhecimento tecidual. Pode-se observar, ainda, calcificação total da câmara coronária e do terço cervical, o que dificulta a localização e o acesso à região apical.

ATENÇÃO
Falhas na análise da radiografia inicial favorecem a ocorrência de perfuração.

Dessa maneira, é oportuno considerar o grau de inclinação axial do dente em relação aos adjacentes e ao osso alveolar. Deve-se tomar cuidado durante a abertura coronária em dentes mal posicionados, principalmente os segundos molares, quando ocorre a perda do primeiro molar. No dente com coroa metálica total, quando esta não foi removida, a visualização da anatomia da câmara coronária pulpar torna-se muito difícil. Com frequência, a coroa pode ter corrigido a giroversão do dente, e a câmara coronária e a entrada dos canais nem sempre estarão localizadas onde se espera.

ATENÇÃO
Cáries e reabsorções também podem conduzir a perfurações da cavidade pulpar.

Um momento delicado que pode levar à perfuração dos dentes é o preparo do espaço para pino intrarradicular. Esse acidente é consequência de desgastes exagerados ou mal direcionados. Para a sua prevenção, é fundamental o cuidado durante os procedimentos endodônticos, bem como o conhecimento adequado da anatomia interna e suas variações.

A perfuração durante o preparo dos canais radiculares pode ocorrer com certa frequência em canais curvos, quando não se observa o pré-curvamento das limas endodônticas de aço inoxidável, que, por sua capacidade de desdobramento, tendem a retomar a posição original. Outra situação comum de perfuração é o desgaste exagerado durante o preparo, que pode ser observado na parede distal da raiz mesial de primeiros molares inferiores, na parede mesial de pré--molares superiores e na parede distal do canal mesiovestibular de primeiros molares superiores.[17]

Outra situação que merece cuidado é o momento de ultrapassar o degrau, ao encontrar canais calcificados, durante a remoção de cimentos nos retratamentos. Deve-se tomar um cuidado especial quando do emprego do trépano.

A prevenção das perfurações durante a instrumentação constitui terapêutica inteligente e ideal. Para canais radiculares curvos, deve-se optar por instrumentos flexíveis e uma técnica adequada. A determinação precisa da odontometria evita sobreinstrumentação e deslocamento foraminal. As alternativas para tratamento das perfurações envolvem métodos não cirúrgicos e cirúrgicos.

LEMBRETE

A primeira opção para o tratamento de uma perfuração, sempre que possível, deve ser o método não cirúrgico.

DIAGNÓSTICO: O diagnóstico de perfuração pode ser feito pelo aparecimento súbito de hemorragia no canal radicular ou por sua persistência após a remoção do tecido pulpar; por exploração clínica; pelo aspecto radiográfico (mostrando a lima no periodonto); por constatação de lesão lateral e por pino direcionado fora do longo eixo da raiz.

O material reparador ideal é aquele que, além de promover excelente selamento, favorece a osteogênese e a cementogênese. O hidróxido de cálcio tem mostrado excelentes respostas biológicas na reparação tecidual, porém necessita estar associado a outro material no caso do selamento de perfurações, com melhores qualidades seladoras. Um dos sérios problemas observados nos selamentos de perfurações, principalmente naqueles que não apresentam boas propriedades biológicas, é a extrusão de material obturador, que pode dificultar o reparo tecidual.

CONDUTA TERAPÊUTICA: Quando a perfuração ocorrer acima da crista óssea ou em suas proximidades e o epitélio juncional for atingido, pode-se optar pela extrusão dentária ou pelo aumento de coroa.

Nas perfurações intraósseas laterais ocorridas durante a instrumentação do canal, o selamento deve ser o mais imediato possível, desde que a condição clínica permita. Perfurações que apresentem reabsorção de osso alveolar adjacente são tratadas após sanificação e modelagem, mantendo medicação intracanal com pasta de hidróxido de cálcio e solução fisiológica por um período de 30 a 90 dias. Caso as condições clínicas sejam favoráveis, a medicação é removida, permanecendo uma pequena porção desse material como matriz no local da perfuração. Seca-se o canal e preenche-se a cavidade perfurada com MTA (*mineral trioxide aggregate*). Em seguida, protege-se esse material com ionômero de vidro, que permanece como base para a restauração.

Quando a perfuração ocorrer em razão de sobreinstrumentação com alargamento acentuado do forame apical, o tratamento consiste na determinação do novo comprimento de trabalho, um pouco aquém do ápice, onde o cone principal vai ser travado. Deve-se manter o tampão apical com hidróxido de cálcio e obturar o restante do canal com a técnica da condensação lateral e cimento de hidróxido de cálcio. Nas condições em que a porção apical à perfuração não é alcançada pela obturação, pode-se fazer o acompanhamento clínico e radiográfico até a análise do resultado. Se for constatado fracasso, resta ainda a opção cirúrgica (cirurgia parendodôntica).

Geralmente, as perfurações próximas ao ápice apresentam o melhor prognóstico, e as de menores extensões são mais fáceis de serem seladas. O Quadro 7.4 apresenta uma classificação das perfurações quanto à localização e às alternativas para seu tratamento.

QUADRO 7.4 – CLASSIFICAÇÃO DAS PERFURAÇÕES RADICULARES E ALTERNATIVAS DE TRATAMENTO

Intraóssea		Extraóssea	
Localização	Opção de tratamento	Localização	Opção de tratamento
Assoalho da câmara coronária	Matriz com pasta de $Ca(OH)_2$ + MTA + ionômero de vidro	Assoalho da câmara coronária	Selamento com ionômero de vidro e/ou resina composta
Terço cervical	Extrusão dentária/aumento de coroa clínica/matriz com pasta de $Ca(OH)_2$ + MTA + ionômero de vidro	Terço cervical (recessão gengival decorrente de tratamento periodontal)	Selamento com ionômero de vidro e/ou resina composta
Terço médio	Pasta de $Ca(OH)_2$ ou MTA + obturação com cimento de $Ca(OH)_2$ e cone de guta-percha	Terço médio (recessão gengival dado tratamento periodontal)	Selamento com ionômero de vidro e/ou resina composta
Terço apical	Obturação com cimento de $Ca(OH)_2$ e cone de guta-percha		

MTA, *mineral trioxide aggregate*.

É fundamental a análise profunda de cada caso em particular, verificando a presença ou ausência de infecção, a extensão da perfuração, o tempo decorrido para o selamento e o risco do paciente à doença periodontal, uma vez que esses fatores interferem diretamente no prognóstico.

Outra complicação possível é a sobreobturação. Deve-se entender que o material obturador foi preparado para ser utilizado no interior do canal radicular, não devendo, portanto, ser extravasado além do ápice radicular. Caso esse acidente ocorra, o tipo de material (pasta, cimento e/ou cones) e a quantidade extravasada devem ser analisados.

Em todas as situações, embora seja aceita uma boa tolerância tecidual para alguns materiais obturadores, alguma resposta tecidual vai ocorrer, e a mais comum é uma resposta inflamatória, cuja intensidade dependerá de vários fatores (estado patológico periapical, tipo de material extruído, quantidade, estado sistêmico do indivíduo). Quando o material obturador extruído for cimento, dificilmente se consegue uma remoção via canal. Em alguns casos, quando o cone ultrapassar o forame apical, pode-se conseguir sua remoção. Acompanha-se o caso clínico em questão. Caso a irritação periapical ultrapasse os limites de tolerância, pode-se ainda removê-lo cirurgicamente, o que não deixa de representar outro inconveniente.

Outro inconveniente imprevisível relaciona-se à dor após o retratamento endodôntico. Entre os diversos fatores que podem ser responsáveis pela dor que caracteriza a inflamação periapical durante e após o tratamento endodôntico, destacam-se as substâncias químicas, a medicação intracanal, a técnica de esvaziamento e instrumentação, o material obturador e o número de sessões.

A periodontite apical assintomática pode ser exacerbada pelo aumento da virulência de microrganismos associado à diminuição das defesas orgânicas. A extrusão pelo forame apical de microrganismos e seus subprodutos, raspas dentinárias contaminadas, substâncias medicamentosas e materiais obturadores contribuem para a indução da dor pós-operatória.

Vários fatores de ordem técnica têm sido relacionados como responsáveis pelos processos de exacerbação de dor durante ou após o tratamento endodôntico, como substâncias químicas, medicação intracanal, técnica de instrumentação e materiais obturadores. Além desses fatores, há os de ordem biológica, que também são estimuladores do fenômeno doloroso: condição microbiana inerente à situação clínica quanto à presença e/ou ausência de lesão periapical, sintomatologia, doenças sistêmicas, idade e gênero.

LEMBRETE

Sempre informe o paciente sobre os riscos e os benefícios da remoção de retentores intrarradiculares.

ATENÇÃO

A complicação de mais difícil resolução certamente é a ocorrência de fratura dentária durante remoção de um retentor intrarradicular.

LEMBRETE

As situações clínicas de retratamento endodôntico impõem muitas dificuldades ao processo de sanificação, tanto no momento da desobturação quanto no da desobstrução, pela possibilidade de extrusão foraminal de resíduos do material obturador, raspas dentinárias contaminadas e microrganismos.

Estruturação do diagnóstico endodôntico

O diagnóstico é a base para a estruturação do tratamento odontológico, especialmente quando a queixa principal do paciente relaciona-se à dor.[1-28] O grande desafio de reconhecer o fator etiológico responsável pela origem do processo de dor nas estruturas bucais distingue a etapa de diagnóstico como fundamental ao contexto do tratamento. Durante a verificação da etiologia da dor odontogênica, é importante que o investigador realize uma minuciosa análise a partir da coleta, tabulação, identificação e interpretação de sinais e sintomas que caracterizam a possível alteração tecidual.

O diagnóstico da dor odontogênica compõe-se de diversas etapas, que incluem semiogênese (gênese dos sinais e sintomas), semiotécnica (recursos para a coleta dos sinais e sintomas) e propedêutica (análise, estudo e interpretação dos dados coletados).

O domínio adequado da técnica semiológica para estruturar o diagnóstico requer o conhecimento e o estudo dos estados de normalidade (saúde) dos tecidos relacionados ao problema, para que, de modo ordenado, se possa determinar a hipótese da patologia. A partir da coleta e da tabulação de dados registrados de forma sistematizada, pode-se proceder à interpretação e à identificação da alteração.

Para a identificação da localização (origem) e a interpretação do tipo da dor odontogênica, é necessário conhecer os aspectos biológicos e funcionais do tecido ou do órgão. A análise minuciosa depende de critérios como saber ouvir, ver, sentir, observar e estruturar.

Algumas patologias podem apresentar sinais e sintomas pré-clínicos ou mesmo mostrar aspectos típicos e evidentes que permitem diferenciá-las entre si (características patognomônicas). Contudo, em outras situações, podem-se observar sinais e sintomas antagônicos ou respostas inconsistentes diante dos recursos semiotécnicos empregados, o que dificulta o seu reconhecimento. O diagnóstico diferencial permite a comparação de sinais e sintomas semelhantes entre determinadas patologias, e a análise

OBJETIVOS DE APRENDIZAGEM

- Analisar as fases para se estruturar o diagnóstico
- Reconhecer os aspectos biológicos e funcionais em estado de normalidade e alteração dos tecidos bucais

SAIBA MAIS

A dor odontogênica é o motivo mais frequente da busca por tratamento odontológico.

de exclusão muitas vezes conduz ao diagnóstico pela eliminação de sinais e sintomas semelhantes.[1-28]

Os recursos semiotécnicos são muito úteis na obtenção das hipóteses de diagnóstico de alterações responsáveis pelas dores odontogênicas. A interpretação precisa dos resultados obtidos favorece a construção do quadro clínico. É oportuno destacar que o investigador deve saber escutar e ver o paciente e ter muita paciência e interesse em solucionar o problema sintomatológico que o incomoda e o perturba. Em muitas situações, o paciente não transmite o real valor de sua queixa principal ao cirurgião-dentista, e cabem a ele a arte e a capacidade de descobrir o problema e propor as opções de tratamento.

PARA PENSAR

"Muitas vezes vemos nosso paciente com um problema, mas não o enxergamos; ouvimos, mas não escutamos."

EXAME SEMIOLÓGICO

A estruturação do exame semiológico é a primeira fase do planejamento para o tratamento endodôntico. Essa etapa exige um exame sistemático que estimule o profissional a seguir protocolos para alcançar o correto diagnóstico, induzindo-o a conhecer as características dos tecidos em estado de normalidade, bem como suas variações. Tais conhecimentos permitem, em muitas situações, o diagnóstico precoce de inúmeras patologias, o que previne complicações e sequelas, principalmente aquelas relacionadas aos quadros sintomáticos.

O diagnóstico da dor odontogênica é complexo e difícil por diferentes particularidades que envolvem esse fenômeno. Os fatores subjetivos que se relacionam à dor, como os de ordem emocional, favorecem reações particulares, o que caracteriza diferentes sensações para um mesmo problema.[1-7]

Uma dificuldade que o profissional enfrenta ao estruturar um diagnóstico que envolve quadro de dor diz respeito à visão mecanicista da doença. Porém, um aspecto básico do diagnóstico que deve ser compreendido é o fato de que nem todas as dores são somáticas; dores neuropáticas e psicogênicas podem ocorrer.[8]

A metodologia a ser desenvolvida para a estruturação do diagnóstico compreende algumas etapas fundamentais, como anamnese (exame subjetivo), exame clínico (exame objetivo), exame de vitalidade pulpar (estimulação por meio de recursos semiotécnicos), exame por imagem (aspecto radiográfico) e, quando necessário, solicitação de exames complementares (investigação sistêmica).[2] O Quadro 8.1 caracteriza as fases para a estruturação do diagnóstico da dor odontogênica.

QUADRO 8.1 — FASES EVOLUTIVAS PARA A ESTRUTURAÇÃO DO DIAGNÓSTICO

Anamnese	Técnica do interrogatório	Queixa principal
		História pregressa
		História atual
		História médica
		História odontológica
		Características clínicas da dor
Exame clínico	Técnica da exploração	Inspeção
		Exploração
		Palpação
		Percussão
Exame de vitalidade pulpar	Técnica da estimulação	Teste térmico
		Teste elétrico
		Teste mecânico
		Outros testes
Exame por imagem	Técnica da interpretação radiográfica	
Exames complementares	Técnica da investigação sistêmica	

ANAMNESE

A anamnese é o exame subjetivo realizado pela técnica do interrogatório do paciente, que direciona a investigação ao surgimento dos sinais e sintomas envolvidos no processo patológico. A história clínica deve ser coletada e registrada de maneira orientada e ordenada, em forma de perguntas definidas, a ponto de englobar esclarecimentos detalhados e dinâmicos. A anamnese envolve a análise de dados obtidos separadamente e interpretados de modo associado, para compor parte do processo do diagnóstico. Ela engloba a queixa principal e a história atual e pregressa da patologia em questão, estabelecendo, dessa maneira, a história odontológica. Todavia, informações gerais contidas na história médica são essenciais para facilitar o planejamento e a estruturação do diagnóstico, bem como a previsão do prognóstico.[2, 9, 10]

ATENÇÃO

Às vezes o paciente não tem conhecimento da existência de algumas condições sistêmicas que requerem cuidados especiais, como hepatite, tuberculose, aids, diabetes, anemia, etc.

Geralmente, o paciente informa que é portador de uma enfermidade que exige do profissional o conhecimento necessário para o manejo correto de sua condição. Em outras situações, o paciente não sabe que é portador de determinada doença e, durante o inventário de saúde, torna-se necessário um suplemento de questionamentos que, por meio de sinais ou sintomas, possa favorecer o reconhecimento da doença sistêmica.

A anamnese resgata da lembrança do paciente os aspectos que favorecem a identificação dos agentes responsáveis pelo quadro álgico ou patológico, o que permite encontrar vestígios que servirão de subsídio para facilitar a diferenciação de aspectos significativos na determinação do problema. Com o exame clínico, obtém-se a melhor definição do quadro patológico, o que muitas vezes favorece a verificação e confirmação dos dados obtidos na anamnese.

QUEIXA PRINCIPAL

A queixa principal é o motivo que levou o paciente a buscar o tratamento, normalmente apresentada com o sintoma de dor. Deve ser descrita com as próprias palavras do paciente, a partir de perguntas precisas e bem direcionadas como as seguintes:

– O que o levou a procurar o tratamento?
– Quando apareceu a dor?
– Onde se localiza a dor?
– Qual fator estimula ou diminui a dor?
– Qual a frequência da dor?
– Qual a intensidade da dor?
– Como é a dor?

LEMBRETE

A história odontológica constitui uma etapa essencial do processo de diagnóstico. Ela é obtida por meio de uma interação paciente-profissional, objetivando equacionar o problema patológico.

O exame subjetivo obtido com a técnica do interrogatório do paciente compreende, além da caracterização da queixa principal, a história médica e a história odontológica. O tratamento, de preferência, não deve ser iniciado antes do estabelecimento da hipótese de diagnóstico (diagnóstico clínico provável).

CARACTERÍSTICAS CLÍNICAS DA DOR

A dor é o sintoma mais relatado durante a anamnese para descrever a queixa principal. Oriunda de processos patológicos de origem inflamatória, muitas vezes não é representada por um simples desconforto, mas por experiências complexas no âmbito tecidual, psicológico e social. Essa experiência pode ser descrita por meio de diferentes sentimentos – dor aguda, crônica, pulsátil, latejante, em ferroada, queimante, surda, fugaz, choque – e é expressa de formas variadas.

A literatura registra[2, 11-13] diferentes maneiras para se descrever os aspectos da experiência de dor, entre os quais as formas sensitivas, afetivas, avaliativas e as formas diversificadas. Ingle e Glick[10] relataram que algumas modalidades de dor podem fornecer pistas para um diagnóstico, como as características de ardência, penetrância e espasmo das dores viscerais; a característica martelante das cefaleias e o aspecto lamuriante do reumatismo e das cólicas de menstruação.

Ao relacionar o fenômeno da dor a uma pulpite, pode-se dizer que a dor é a única linguagem que a polpa dentária apresenta para manifestar alterações comportamentais (estruturais), mas pouco diz da real extensão do processo patológico.[2] Algumas características clínicas da dor odontogênica colaboram para o estabelecimento da hipótese de diagnóstico, entre as quais se destacam localização, aparecimento, duração, frequência e intensidade.

A **localização da dor** indica a percepção de uma região ou a possível extensão ou difusão para outras regiões. Quando os sintomas se irradiam ou quando a dor é referida (secundária), tenta-se observar sua direção e extensão.

O **aparecimento da dor**, provocada ou espontânea, pode determinar o tipo do estímulo de acordo com o grau de envolvimento pulpar. O início e a evolução do processo sintomático são muito úteis ao estabelecimento do diagnóstico.

Nos casos de exposição de túbulos dentinários (decorrentes de cárie dentária, recessão gengival, fratura ou infiltração de restauração ou por outros motivos), é muito comum o aparecimento de dor provocada principalmente por estímulos térmicos (frio/calor) e pela ingestão de alimentos doces e ácidos. Tais estímulos promovem alterações vasculares a partir de mudanças na movimentação dos fluidos intratubulares que estimulam as fibras nervosas aferentes e mielínicas presentes na zona periférica da polpa dentária e provocam situações clínicas sintomáticas.

Cáries profundas ou infiltrações marginais em dentes restaurados conduzem a sintomas de dor com aparecimento provocado por mudanças de temperatura ou ingestão de certos alimentos. Nessa situação, o envolvimento pulpar, embora demonstre características clínicas similares à condição de hipersensibilidade dentinária, normalmente caracteriza evidências precoces de estabelecimento do processo inflamatório pulpar. Todavia, essas situações clínicas de dor apenas sugerem o envolvimento pulpar; jamais determinam o quadro e a extensão histopatológica.[2]

A dor provocada sugere informações valiosas, uma vez que, dependendo do agente etiológico e da intensidade da agressão, existe a possibilidade de desaparecimento dos sintomas com a eliminação do fator desencadeante.

CONDUTA TERAPÊUTICA: Em uma situação de cárie profunda, restauração fraturada ou recessão gengival, elimina-se o agente agressor e/ou estimulante da dor, realiza-se uma proteção sem intervenção pulpar direta e restaura-se o dente (neste caso, o diagnóstico sugestivo é de pulpalgia hiper-reativa).

O aparecimento de dor espontânea sugere alterações inflamatórias pulpares sem, contudo, ser indicativo de que o tratamento seja radical para a polpa. Cabe avaliar as condições clínicas do tecido pulpar (consistência e sangramento) para definir a melhor opção (pulpotomia ou pulpectomia). Outro aspecto importante a ser analisado quanto ao aparecimento da dor são os agentes que a estimulam (p. ex., açúcar, pressão mastigatória, calor) e aqueles que a atenuam (p. ex., frio).

ATENÇÃO

A possibilidade de erro de diagnóstico em situações de dor referida é real e pode conduzir a equívocos de tratamento.

LEMBRETE

O aparecimento de qualquer sintoma ou aspecto clínico associado a quadro doloroso deve ser bem observado e registrado.

Existem fatores que podem influenciar a evolução da dor, como um quadro paroxístico. Os fatores que favorecem o agravamento ou estímulo da dor (como movimentos da face, deglutição, ato de escovar os dentes e fazer a barba, posição da cabeça, presença de ruído ou crepitação durante a abertura da boca) merecem destaque no registro das informações. Quanto ao aspecto pessoal, o estresse, a tensão emocional, o uso de medicamentos e a presença de outras doenças podem afetar expressivamente o quadro de dor.

A **duração da dor**, representada pela persistência do fenômeno doloroso, pode relacionar-se a diferentes fatores, cuja análise deve ser bem avaliada. Por exemplo, deve-se investigar a diferença de uma dor momentânea, que dura segundos, e uma dor prolongada, que permanece por horas ou dias, assim como a relação entre a duração e sua intensidade.

LEMBRETE
A dor de pouca duração pode denotar menor envolvimento do que aquela de longa duração.

Segundo Bell,[11] o termo dor aguda relaciona-se à dor de curta duração, enquanto a dor crônica envolve a dor cujo tempo de permanência é superior a 6 meses. Da mesma maneira, a dor pode ter frequência contínua ou intermitente.

A análise microscópica da inflamação aguda informa a presença de polimorfonucleares (principalmente neutrófilos) e evidencia processos exsudativos. Na inflamação crônica, predominam as células mononucleares (linfócitos, plasmócitos e macrófagos), distinguindo-se os processos proliferativos.

A **intensidade da dor** é outra característica clínica bastante variável, descrita com muita subjetividade e relacionada não apenas ao envolvimento patológico e ao limiar de dor do paciente, mas também à emotividade e ao aspecto psicológico. A tentativa de quantificação da dor a partir da atribuição de graus, que variam de 0 (zero – ausência de dor) a 10 (dez – dor intensa), auxilia na caracterização de condições que aumentam ou diminuem o quadro sintomatológico, como a relação com estímulos que afetam o dente. Esses fatores podem facilitar o diagnóstico e, após o estabelecimento do tratamento, expressar a involução, manutenção ou evolução do quadro patológico inicial. O sintoma normalmente tem um significado quando o profissional, além de ouvi-lo, sabe interpretá-lo e associá-lo ao possível quadro patológico.

Diante das características clínicas da dor e dos diferentes aspectos que se relacionam às dores bucofaciais, cabe ao investigador definir as possibilidades de estruturar o diagnóstico, chegando pelo menos a uma hipótese (diagnóstico clínico provável). Um aspecto inicial a destacar, embora com caráter variável, consiste na observação das categorias de dor propostas por Bell,[11] como é apresentado no Quadro 8.2. Uma vez caracterizado o direcionamento do diagnóstico da dor bucofacial, caminha-se para a definição do diagnóstico provável da patologia em questão, em relação à área específica da ocorrência da dor odontogênica (p. ex., dor pulpar, dor periapical, dor periodontal, dor decorrente de distúrbio temporomandibular). O Quadro 8.3 evidencia aspectos fundamentais a serem investigados em relação às características clínicas da dor.

QUADRO 8.2 — CATEGORIAS DA DOR

Dor somática, neuropática ou psicogênica

Características clínicas de dor neuropática	Sensação de queimação, dor espontânea, desencadeadora ou constante e não renitente; dor desproporcional ao estímulo; dor acompanhada de sintoma neurológico; dor iniciada ou acentuada por atividade simpática eferente na área.
Características clínicas que auxiliam a suspeita da influência de fatores psicológicos associados à dor	Alteração emocional e/ou física progressiva; ansiedade; mudança no padrão do sono; preocupação ou obsessão com a condição dolorosa; depressão; comportamento não fisiológico progressivo da dor.

Dor aguda ou crônica (dor com duração superior a 6 meses)

Dor primária ou secundária (dor referida ou hiperalgesia secundária)

Dor superficial ou profunda

Dor visceral ou musculoesquelética

Dor inflamatória ou não inflamatória

Fonte: Bell.[11]

QUADRO 8.3 — CARACTERÍSTICAS CLÍNICAS DA DOR

Localização (Onde se localiza a dor?)	Localizada
	Difusa
Aparecimento (Como apareceu a dor?) (Que fator a estimula ou atenua?)	Provocado
	Espontâneo
Duração (Há quanto tempo existe a dor?)	Curta
	Longa
Frequência (Qual a frequência da dor?)	Intermitente
	Contínua
Intensidade (Qual a intensidade da dor?)	Leve (graus 0 – 3)
	Moderada (graus 4 – 7)
	Severa (graus 8 – 10)

EXAME CLÍNICO (TÉCNICA DA EXPLORAÇÃO – EXAME FÍSICO)

O exame clínico representa a análise objetiva de sinais que caracterizam, de modo particular, uma determinada patologia. A observação visual, a inspeção física e o exame extra e intrabucal dos tecidos moles determinam vários aspectos das condições teciduais (assimetria, coloração, edema, fístula, ulcerações, hiperplasias) e das condições das estruturas dentárias (integridade coronária, qualidade das restaurações, coloração, bolsa periodontal), os quais são fundamentais à análise. A inspeção deve ser bem criteriosa, detalhada e muito bem registrada. Restaurações e próteses com problemas funcionais, bem como ausência de dentes, podem ser responsáveis por distúrbios oclusais e sobrecarga muscular.
A presença de ruídos nas articulações temporomandibulares pode indicar alterações nessa articulação. No Quadro 8.4 são apresentadas as características biofísicas dentárias importantes no processo do diagnóstico aplicado à dor de origem endodôntica.

QUADRO 8.4 – CARACTERÍSTICAS BIOFÍSICAS DO DENTE IMPORTANTES NO DIAGNÓSTICO ENDODÔNTICO

Cavidade	Aberta (exposição pulpar)
	Fechada (sem exposição)
Rizogênese	Completa
	Incompleta
Teste de vitalidade pulpar	Positivo ao frio
	Negativo ao frio
	Positivo ao calor
	Negativo ao calor

A **exploração** consiste em uma sequência da inspeção na qual se observa a presença de cavidades dentárias, bolsas periodontais, trajetos fistulosos, fraturas coronárias e radiculares. Para tanto, sondagem (exploração física), transiluminação (travessia com feixe de luz através da estrutura dentária ou tecido) e exame radiográfico com contraste são muito utilizados. Para obter uma melhor visualização nesse tipo de exame clínico, pode-se também usar um microscópio odontológico.

A **palpação** permite determinar pela percepção tátil (tato/pressão leve) aspectos como consistência e textura dos tecidos, aderência, mobilidade e lisura, além de caracterizar respostas dolorosas a esse tipo de estimulação. A palpação pode ser realizada para a verificação do envolvimento de linfonodos regionais. Nos abscessos periapicais sem fístulas, a palpação permite verificar o estágio de evolução e analisar se há um ponto de flutuação (p. ex., estágio inicial, em evolução, evoluído). Nesta etapa, esse procedimento deve se estender além da cavidade bucal, alcançando os nódulos próximos à região, os músculos da mastigação, a articulação temporomandibular, etc.

A **percussão** não constitui um recurso preciso no estabelecimento do diagnóstico, porém, em alguns momentos, pode indicar o dente envolvido com dor à mastigação (mordida/contato prematuro). Como teste, pode-se estimular o dente, pedindo ao paciente para morder a ponta plástica e flexível do sugador de saliva, por exemplo, ou, ainda, fazer estímulos rápidos e moderados com o dedo ou um instrumento, verificando respostas sintomáticas (alterações inflamatórias periapicais) e/ou sonoras (traumatismo dentário – aquilose, som metálico). Nas situações de periodontite apical sintomática e de abscesso periapical sem fístula, a percussão é dolorosa.

As Figuras 8.1 a 8.3 caracterizam sinais determinantes de cavidade bucal saudável e evidências clínicas e radiográficas de alterações patológicas decorrentes de cárie dentária.

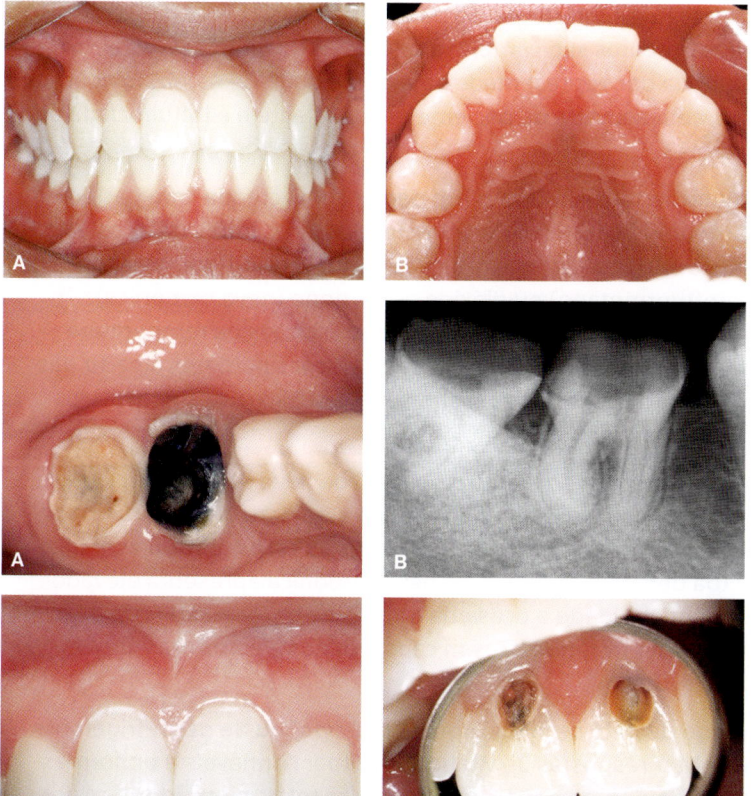

Figura 8.1 — Inspeção de uma cavidade bucal saudável.
Fonte: Estrela.[14]

Figura 8.2 — Evidências clínicas (A) e radiográficas (B) de alterações patológicas decorrentes de cárie dentária.
Fonte: Estrela.[14]

Figura 8.3 — Evidências clínicas de alterações patológicas decorrentes de cárie dentária.
Fonte: Estrela.[14]

EXAME DA VITALIDADE PULPAR

Os testes de vitalidade pulpar são extremamente úteis na estruturação do diagnóstico clínico, pois apontam o estado de normalidade, inflamação ou necrose pulpar. Considerando que as alterações inflamatórias pulpares relacionam-se a alterações vasculares (modificações na pressão interna pulpar), agentes que promovam mudanças nessas alterações (como vasoconstrição ou vasodilatação) podem induzir estímulos nas terminações nervosas, denotando um possível estado clínico tecidual (inflamatório ou não). Todavia, outros agentes são capazes de estimular a sensibilidade em terminações nervosas, o que não garante necessariamente que o dente esteja com vitalidade.

LEMBRETE

Durante a aplicação de qualquer teste de vitalidade pulpar, informe o paciente sobre o tipo e a intensidade do estímulo a que ele será submetido.

A dor é um sintoma frequente das situações de polpa inflamada e pode ser estimulada (exacerbada ou atenuada) com testes térmicos, elétricos e mecânicos. As respostas pulpares aos estímulos térmicos fornecem informações valiosas sobre o estado de saúde pulpar durante o estabelecimento de alterações vasculares da polpa dentária. Em vários casos clínicos, a sintomatologia permite a indicação prévia do dente que apresenta alteração patológica e necessita de tratamento. Porém, em outras situações isso não ocorre, o que implica a utilização dos testes para determinar a vitalidade pulpar.[2]

A mensuração e a interpretação da dor produzida pelos diferentes estímulos pulpares são complexas e difíceis de realizar, pois a percepção da dor, representada pela quantidade de estímulo aplicado para sua indução, varia de paciente para paciente e é influenciada por vários fatores.

A **estimulação térmica com o frio** pode ser executada com bastão de gelo (por meio de tubetes de gelo mantidos nos tubos de anestésicos vazios), cloreto de etila, gás refrigerante (dicloro difluormetano tetraclorofluormetano) ou dióxido de carbono (neve carbônica).[2,15] Esses agentes promovem diferentes decréscimos da temperatura intrapulpar, estimulando terminações nervosas pulpares a partir das alterações vasculares (vasoconstrição). Quanto maior a redução da temperatura, maior o estímulo.

Barletta[15] analisou o emprego do bastão de neve carbônica na determinação da vitalidade pulpar quanto ao grau de confiabilidade, capacidade refrigerante e possíveis danos às estruturas do esmalte e da polpa dentária. O bastão de neve carbônica apresenta elevado grau de confiabilidade e ocasiona um rápido e significativo decréscimo da temperatura intrapulpar, sem causar danos à estrutura do tecido pulpar.

O emprego de gelo seco (dióxido de carbono) ou de gás refrigerante permite obter respostas de vitalidade pulpar confiáveis e uniformes. A resposta de dentes portadores de coroas totais e cariados é maior quando se empregam testes que apresentam maior capacidade de resfriamento da superfície dentária (sadia ou restaurada).

Na aplicação do teste a frio, deve-se utilizar isolamento relativo, sendo o teste feito inicialmente nos dentes adjacentes ou até análogos ao dente em questão, de posterior para anterior, na face vestibular, para então ser realizado no dente-alvo. O tempo de aplicação deve ser de aproximadamente 1 a 2 segundos, sendo repetido após intervalo de 5 minutos. A ausência de resposta dolorosa após a remoção do estímulo térmico pode indicar que a polpa está necrosada, uma vez que a resposta positiva é indicativa de vitalidade pulpar.[2]

No **teste térmico realizado com calor**, emprega-se o bastão de guta-percha aquecida até o momento em que houver brilho ou em que o bastão começar a se curvar. Nesse teste é difícil controlar com exatidão a temperatura e a extensão de aplicação. É importante que o dente seja lubrificado antes da aplicação, para que a guta-percha não permaneça aderida à superfície dentária.

Deve-se tomar cuidado para não agredir termicamente a polpa dentária durante a aplicação de bastão de guta-percha aquecido. Uma alternativa é a aplicação de água aquecida, que tem o inconveniente de se espalhar para outras regiões além da pretendida.[2]

O teste com calor não é aplicado como rotina em polpa sugestiva de normalidade. Usa-se o teste a frio, que é mais confiável, rápido e efetivo, além de não promover danos pulpares. O teste com calor é empregado em situações que requerem o estabelecimento de um diagnóstico diferencial, em que o dente com sintomatologia não é facilmente identificado. Como o calor promove vasodilatação, dependendo da extensão do processo, a resposta dolorosa com o calor torna-se imediata e intensa em dentes com inflamações pulpares sintomáticas. O estímulo com o frio em polpa dentária normal é imediato, enquanto com o calor é tardio. As respostas pulpares que normalmente são obtidas com o emprego dos testes térmicos em situação de normalidade e de inflamação são mostradas no Quadro 8.5. A Figura 8.4 ilustra a aplicação do teste a frio com gás refrigerante.

LEMBRETE

O teste a frio não agrava a situação de uma polpa dentária normal ou inflamada, mas o contrário pode ocorrer com o teste realizado com o calor.

QUADRO 8.5 — RESPOSTA PULPAR AOS TESTES TÉRMICOS

Estímulo	Polpa normal	Polpa inflamada
Frio	Vasoconstrição	Vasoconstrição
	Diminuição da pressão interna	Diminuição da pressão interna
	Dor (resposta imediata)	Alívio da dor
		Às vezes, "estimula a dor"
Calor	Vasodilatação	Vasodilatação
	Aumento da pressão interna	Aumento da pressão interna
	Dor (resposta tardia)	Dor (resposta imediata)

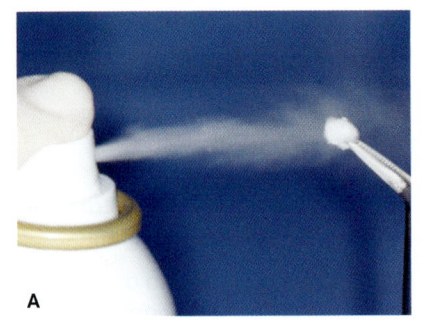

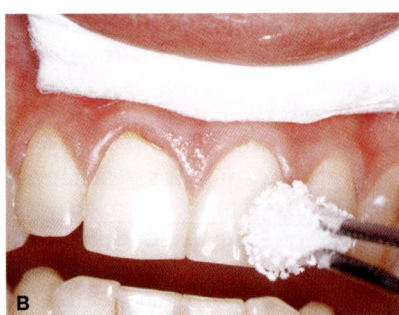

Figura 8.4 — Aplicação do teste a frio (gás refrigerante).
Fonte: Estrela.[14]

Entre as diferentes pesquisas que avaliaram testes de vitalidade pulpar, destaca-se a aplicabilidade do teste a frio com gás refrigerante, pela simplicidade na execução técnica e pelas respostas efetivas e confiáveis. Esse exame é essencial para o diagnóstico clínico das patologias endodônticas.

Estrela e colaboradores[4] avaliaram a dor e os testes de vitalidade para o diagnóstico da inflamação pulpar. Diante das inúmeras dificuldades para o correto estabelecimento do diagnóstico clínico, pode-se questionar se as características da dor e o exame radiográfico permitem chegar a um elevado número de acertos ao determinar processos reversíveis ou irreversíveis na polpa dentária inflamada e se esses processos pertencem ao diagnóstico ou ao prognóstico. Observa-se, todavia, que o mais difícil é avaliar a extensão do processo inflamatório por meio das características clínicas da dor e das respostas aos testes de vitalidade, e não estabelecer precisamente o diagnóstico clínico. Com base nessas respostas e nas características da dor, não se pode definir o diagnóstico histopatológico, apenas afirmar se a polpa está ou não com vitalidade.

O **teste elétrico** possibilita a resposta pulpar a partir da estimulação elétrica sobre as fibras nervosas presentes na polpa dentária. Esse teste sugere a vitalidade ou não do tecido pulpar a partir de uma sensibilidade decorrente de resposta neural, mas não fornece informações sobre o suprimento sanguíneo pulpar, fator determinante da vitalidade pulpar. Outras alternativas podem ser utilizadas em momentos específicos, em tentativas de exclusão, como o teste mecânico, a anestesia e a quantificação do fluxo sanguíneo pulpar.

IMAGENS BI E TRIDIMENSIONAIS

Após a tabulação de dados relativos aos sinais e sintomas (anamnese, exame clínico, exame de vitalidade pulpar), a observação e a interpretação de aspectos radiográficos podem favorecer o diagnóstico clínico e sugerir, a partir de um determinado aspecto, imagens condizentes com destruições dentárias e ósseas. As radiografias podem não refletir adequadamente as condições reais dos dentes e ossos circunjacentes, por isso são usadas apenas como exame complementar.

Recursos de imagem são rotineiramente empregados antes, durante e após o tratamento odontológico. Imagens radiográficas convencionais fornecem uma versão bidimensional de uma estrutura tridimensional, o que pode resultar em erros de interpretação. Lesões periapicais de origem endodôntica podem estar presentes mas não ser visíveis em radiografias convencionais em duas dimensões.[5,6,12,16]

A avaliação do tratamento odontológico por tomografia computadorizada representa um avanço expressivo de informação em estudos de saúde[5,6,12] e contribui para o planejamento, diagnóstico, processo terapêutico e prognóstico de diversas patologias. O contínuo desenvolvimento da tecnologia possibilitou o surgimento da tomografia computadorizada de feixe cônico (TCFC),[16,17] que revelou inúmeras perspectivas de aplicações em diferentes áreas de pesquisa e clínica odontológica.[5,6,12]

A correta manipulação da imagem de TCFC pode revelar anormalidades que não são detectadas em radiografias periapicais, o que torna o planejamento e o tratamento mais previsíveis. A possibilidade da leitura por mapeamento em imagens de TCFC reduz os problemas relacionados às condições de difícil avaliação que requerem cuidados especiais durante o diagnóstico, tais como perfurações radiculares, reabsorções radiculares e fraturas coronorradiculares (Fig. 8.5).[8,13,14]

> **LEMBRETE**
>
> A acurácia do diagnóstico é fundamental para o sucesso do tratamento.

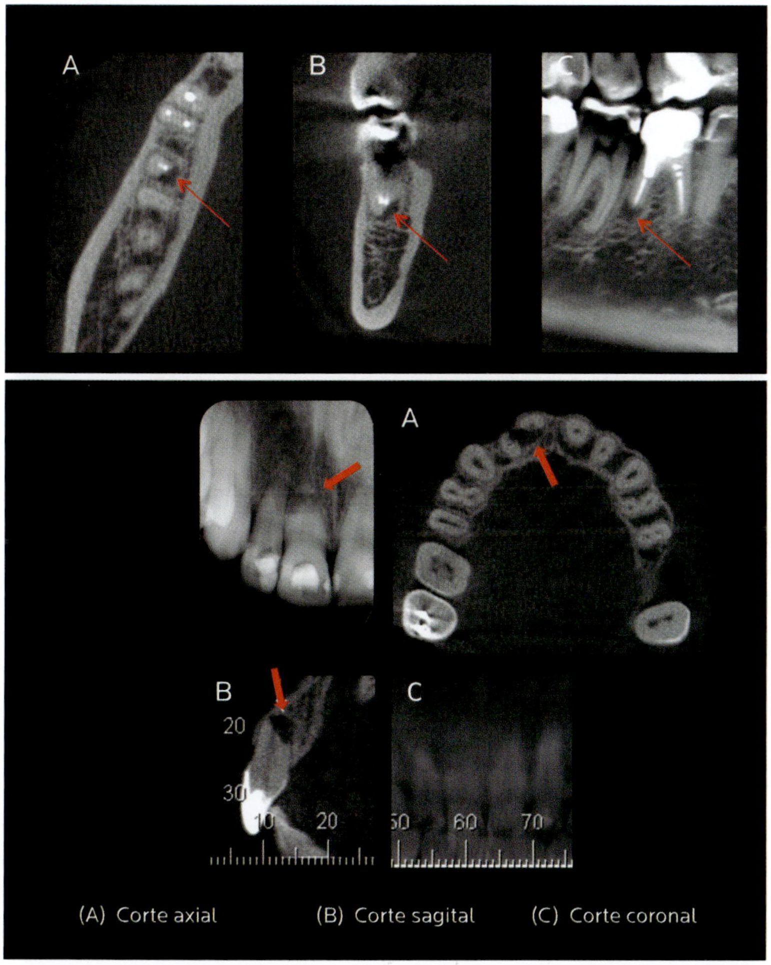

Figura 8.5 — Imagens de tomografia computadorizada de feixe cônico (TCFC) identificando reabsorções radiculares em diferentes planos

Fonte: Bueno e Estrela.[18]

Os exames tomográficos fornecem imagens detalhadas de elevada resolução das estruturas bucais e permitem a detecção precoce de alterações nas estruturas maxilofaciais. Essa tecnologia permite a determinação de distâncias lineares e do volume de estruturas anatômicas, bem como do comprimento da raiz e do nível ósseo marginal durante o tratamento ortodôntico. Permite, ainda, o planejamento pré-cirúrgico de lesões maxilofaciais.

INVESTIGAÇÃO COMPLEMENTAR

Muitas vezes é necessária uma investigação complementar aos dados obtidos durante a anamnese e o exame clínico do paciente. A prática odontológica impõe ao profissional a necessidade de obter, na anamnese e no exame clínico, o maior número possível de informações, para evitar intercorrências trans e pós-operatórias. De acordo com a história médica do paciente, existem exames complementares que devem ser requisitados obrigatoriamente, pois fornecem informações que favorecem o sucesso da terapia, evitando que ocorram complicações com prognóstico desfavorável.[9, 19]

As manifestações estomatológicas podem estar presentes tanto em patologias de origem local quanto sistêmica. O diagnóstico dessas lesões nem sempre traz dificuldades ao profissional, que poderá diagnosticar as enfermidades exclusivamente com os dados obtidos durante a anamnese e o exame clínico do paciente. Porém, em alguns casos, existe a necessidade de uma investigação complementar para elucidar dúvidas e favorecer o diagnóstico conclusivo e a segurança necessária para o manejo clínico do paciente.

O conhecimento dos tipos de exames complementares e a sua interpretação proporcionam ao profissional a noção exata de sua finalidade e suas limitações. Com isso, evita-se a solicitação de exames de forma aleatória, o que muitas vezes provoca a postergação do diagnóstico, além de incorrer em despesas desnecessárias.

> **ATENÇÃO**
> Anamnese, exame clínico, exames de vitalidade pulpar, radiografias, análises microscópicas e exames laboratoriais devem ser bem considerados e avaliados.

Uma vez analisadas e interpretadas as etapas do processo semiológico, os dados sinalizam para um provável diagnóstico (ou hipótese de diagnóstico). Os aspectos clínicos, microscópicos e radiográficos devem ser diferenciados conforme as classificações das patologias e direcionados às opções terapêuticas. Nas situações em que não se define o provável diagnóstico clínico, devem-se considerar diferentes possibilidades a partir do diagnóstico diferencial, até se obter o diagnóstico final.

Diagnóstico e tratamento das alterações da polpa dentária

A dor decorrente da inflamação pulpar é responsável por experiências muito desagradáveis e constitui o principal motivo que leva um indivíduo a procurar tratamento. A adoção exclusiva de uma terapêutica sistêmica não soluciona definitivamente o problema desse tipo de dor, que geralmente exige intervenção local.

A polpa dentária está localizada na cavidade pulpar, protegida por uma estrutura mineralizada (a dentina). Os fenômenos inflamatórios resultam em alterações vasculares, como vasodilatação e aumento da permeabilidade. Os mediadores químicos inflamatórios podem estimular os receptores da dor, representados por terminações nervosas nociceptivas. A polpa dentária apresenta uma das mais elevadas pressões internas do organismo, e essa pressão é ainda maior durante o processo inflamatório. Uma forma de promover sua diminuição e alívio envolve a remoção do agente agressor, o que muitas vezes requer abertura coronária e remoção parcial ou total da polpa dentária.

Tanto o clínico geral quanto o especialista realizam frequentemente o diagnóstico e o tratamento das doenças de origem pulpar. O sucesso do tratamento adotado, seja conservador ou radical, depende do conhecimento e da habilidade na determinação do diagnóstico.

A polpa dentária é constituída por um tecido conjuntivo similar ao de outras partes do organismo, com reações idênticas em condições fisiológicas e patológicas, e de mesma origem embrionária (ectomesenquimal). A localização anatômica do tecido pulpar altera suas reações fisiológicas, pois esse tecido é envolvido por dentina mineralizada. A íntima relação entre os odontoblastos, células presentes na superfície pulpar responsáveis pela formação de dentina, permite a denominação de complexo dentinopulpar. Em decorrência dessa proteção por tecido mineralizado, a polpa apresenta limitada capacidade de aumentar de volume ou se expandir durante a vasodilatação.[1]

Entre os componentes estruturais da polpa dentária, que constituem um tipo especializado de tecido conjuntivo, estão as células

OBJETIVOS DE APRENDIZAGEM

- Classificar as alterações pulpares
- Relacionar as opções terapêuticas apropriadas a cada doença pulpar

SAIBA MAIS

A dor pulpar é o principal motivo que leva um indivíduo a procurar tratamento.

LEMBRETE

O conhecimento da histofisiologia e da histopatologia do complexo dentinopulpar é essencial ao diagnóstico e tratamento das alterações pulpares.

progenitoras (fibroblastos, odontoblastos, mesenquimais indiferenciadas), as células de defesa (linfócitos, plasmócitos e macrófagos), a substância intersticial amorfa (proteoglicanas e glicoproteínas) e a substância intersticial fibrosa (fibras colágenas).[1]

A reação do complexo dentinopulpar aos agentes agressores se manifesta de várias maneiras, dependendo do tipo de agente agressor e da intensidade da agressão. A resposta pulpar associada à dor normalmente é decorrente do processo inflamatório. As alterações do complexo dentinopulpar causadas por diferentes agentes agressores (microbianos, físicos, químicos e outros) determinam graus variados de respostas. A polpa dentária tenta promover o bloqueio dessas agressões por meio de respostas como esclerose dentinária, dentina terciária e inflamação pulpar.

> **ATENÇÃO**
> Os principais agentes agressores da polpa dentária são os microrganismos responsáveis pelo processo de cárie.

A **cárie dentária** é considerada uma doença infectocontagiosa caracterizada por solubilizar os minerais da dentina a partir de ácidos orgânicos oriundos do metabolismo bacteriano dos carboidratos fermentáveis da dieta, desnaturando seu colágeno e selecionando microrganismos capazes de sobreviver e crescer em condições ácidas e metabolizar o colágeno desnaturado. Dessa forma, hospedeiro suscetível, microbiota específica e dieta cariogênica representam fatores imprescindíveis à etiologia do processo de cárie.[2]

Os **traumatismos dentários** (como as fraturas coronárias) que afetam os tecidos de sustentação e duros do dente são responsáveis por um expressivo número de inflamações e necrose pulpar. Os materiais restauradores (provisórios ou definitivos) contribuem em maior ou menor grau ao processo de agressão pulpar. Os materiais utilizados na cimentação de próteses, como os cimentos resinosos e o cimento fosfato de zinco, fazem parte dos agentes agressores ao complexo dentinopulpar.

A agressão química pode ser observada por meio de agentes que constituem os sistemas adesivos e as restaurações contendo resinas. O uso de sistemas adesivos sobre o tecido pulpar tem acarretado agressões irreversíveis, em razão de sua elevada toxicidade.

Partículas dos sistemas adesivos *(primers)* que invadem o tecido pulpar foram detectadas no interior de macrófagos e células gigantes multinucleadas, sendo carregadas para outros locais. Com a morte dos macrófagos, essas partículas podem trazer indesejáveis consequências, como a necrose pulpar.[1] Vários estudos sobre os agentes envolvidos no processo inflamatório têm contribuído para seu melhor entendimento e para o estabelecimeto de opções de tratamento.[1-37]

No grupo de agentes agressores pulpares representados pelos materiais restauradores, deve ficar clara a agressão acumulativa, que vai desde a ação dos microrganismos provenientes do processo de cárie às consequências do preparo cavitário, o material protetor e restaurador do dente. As condições orgânicas do indivíduo (resposta do hospedeiro) também merecem ser consideradas. O Quadro 9.1 relaciona os principais fatores etiológicos e fisiológicos das alterações pulpares.

QUADRO 9.1 – FATORES ETIOLÓGICOS DAS ALTERAÇÕES PULPARES

Fatores etiológicos

Bacterianos		Toxinas e enzimas de microrganismos associados à cárie dentária
Físicos	Mecânicos	Traumáticos • fraturas coronárias Iatrogênicos • preparo de cavidades Patológicos • atrição, abrasão, erosão, raspagem periodontal
	Térmicos	Calor decorrente de preparos cavitários, materiais restauradores
Químicos		Agentes do sistema adesivo (*primers*), materiais oriundos de restaurações de resinas compostas
		Substâncias químicas irrigadoras empregadas para lavar o tecido pulpar

Fatores fisiológicos

Envelhecimento	Alterações dimensionais na cavidade pulpar (dentina – diâmetro dos túbulos, esclerose dentinária, tratos mortos) Alterações estruturais da polpa dentária (células, fibras, vascularização e inervação, calcificação)

DIAGNÓSTICO CLÍNICO DA DOR PULPAR

O diagnóstico das alterações pulpares determina a necessidade de se instituir um conceito claro de inflamação, cuja finalidade primordial direciona-se à eliminação do agente agressor (células metabolicamente alteradas, microrganismos, partículas estranhas e antígenos) e à promoção do reparo dos danos causados aos tecidos.

A inflamação é caracterizada por reações vasculares na microcirculação, observadas pelo movimento de líquidos e leucócitos do sangue para os tecidos extravasculares. A ação dos mediadores químicos induz as fibras nervosas à produção de dor. No começo da reação inflamatória, a sequência das alterações fisiológicas e morfológicas fundamentais mostra-se sempre a mesma, mas fatores relativos ao hospedeiro e ao agente agressor podem modificar o caráter final, a extensão e a gravidade das alterações teciduais.[1, 3-7]

Durante um longo período, a polpa dentária pode ter sido agredida por diversos agentes etiológicos (cárie, periodontite), por traumatismos (trauma oclusal, pancada) e pelo tratamento restaurador (materiais restauradores – resina, ionômero, amálgama, cimentos). Desse modo, pode mostrar-se alterada, o que resulta em dor ou em infecção assintomática.

A reação da polpa dentária aos diferentes agentes agressores pode se manifestar pela **inflamação**, que, independentemente de sua natureza, acarreta alterações vasculares fundamentais, como vasodilatação, aumento da permeabilidade capilar, transmigração e quimiotaxia.

As oscilações nas pressões vascular e tecidual pulpar têm sido determinadas por agentes térmicos capazes de alterá-las, promovendo vasoconstrição ou vasodilatação. Entre estes são empregados o bastão de gelo, os gases refrigerantes, a neve carbônica e a guta-percha aquecida (ver Cap. 8). Quanto maior o decréscimo da temperatura na superfície dentária nos testes a frio, maiores as condições de determinação da vitalidade pulpar. A interpretação das respostas aos diferentes estímulos (frio, quente, elétrico) aplicados sobre a coroa dentária, com vistas à determinação da saúde pulpar, é fundamental para a obtenção do correto diagnóstico. O teste térmico a frio é o agente estimulador mais utilizado, ficando o teste com calor para situações de diagnóstico diferencial.[8] O Quadro 9.2 descreve as respostas pulpares aos agentes térmicos.

QUADRO 9.2 – RESPOSTA DA POLPA NORMAL E INFLAMADA AOS TESTES TÉRMICOS

Estímulo	Polpa normal	Polpa inflamada
Frio	Vasoconstrição	Vasoconstrição
	Diminução da pressão interna	Diminuição da pressão interna
	Dor (resposta imediata)	Alívio da dor
		Às vezes "estimula a dor"
Calor	Vasodilatação	Vasodilatação
	Aumento da pressão interna	Aumento da pressão interna
	Dor (resposta tardia)	Dor (resposta imediata)

A localização anatômica da polpa dentária, alojada entre paredes duras e inelásticas, e a falta de circulação colateral, representam fatores causais da dificuldade da expansão pulpar que é observada a partir do aumento do fluxo sanguíneo (vasodilatação) e da permeabilidade vascular, o que resulta no crescimento da pressão pulpar hidrostática.

Clinicamente é impossível distinguir o aumento do fluxo arterial com a diminuição do fluxo venoso. Com base nessas respostas e nas características clínicas da dor, não se pode definir o diagnóstico histopatológico, mas simplesmente afirmar se a polpa está ou não doente.

DIAGNÓSTICO: No contexto do diagnóstico clínico da dor pulpar, deve-se distinguir sintoma agudo ou crônico de inflamação aguda ou crônica.

A inflamação aguda tem sido caracterizada por eventos vasculares exsudativos, enquanto na inflamação crônica observam-se processos proliferativos. A presença de leucócitos polimorfonucleares no processo agudo e de linfócitos e plasmócitos no processo crônico, associada às características do exsudato ou infiltrado inflamatório, representa fator importante na classificação histopatológica das doenças pulpares. A dor aguda e crônica, segundo Bell,[8] relaciona-se ao tempo de duração da dor (aguda, de curta duração; crônica, duração superior a 6 meses).

Embora tenha um expressivo valor semiológico, a dor não favorece a avaliação das reais condições de saúde do tecido pulpar, e os métodos de diagnóstico aplicados à endodontia atualmente são imprecisos para informar a exatidão de seu estado. É imprescindível analisar os tipos de dor, porém deve-se também interpretá-la muito bem, uma vez que constitui uma experiência subjetiva, associada a fatores somáticos, neuropáticos e psicogênicos.

De modo geral, as doenças pulpares de origem inflamatória têm sido classificadas de diferentes maneiras,[1-37] de acordo com achados histopatológicos, clínicos, etc. Basicamente, a classificação histopatológica das doenças pulpares é muito utilizada. É evidente que os eventos histopatológicos têm sido observados em diferentes fases da inflamação pulpar, o que permite estabelecer uma base científica para as diferentes classificações propostas.

O diagnóstico clínico e a indicação de tratamento da polpa dentária inflamada foram verificados por Holland e Souza,[9] que reportaram ser mais importante determinar se o dente está com a polpa inflamada. Mediante análise histopatológica de 28 dentes humanos apresentando dores espontâneas noturnas, observou-se a presença de processo inflamatório de intensidade variável (desde moderado infiltrado neutrofílico e microabscessos até abscessos mais volumosos que comprometiam quase toda a polpa coronária). Em nenhum caso houve comprometimento da polpa radicular.

Holland e Souza[9] concluíram que a inflamação pulpar é um processo reversível, semelhante ao que acontece em outros locais do organismo, desde que se adote o adequado tratamento. Aydos,[10] analisando diferentes aspectos do tratamento da polpa dentária inflamada, defende que é clinicamente impossível estabelecer com

LEMBRETE

O diagnóstico clínico não revela e nem permite prever com exatidão se a lesão pulpar é reversível ou irreversível.

exatidão o quadro histopatológico pulpar. A coincidência do diagnóstico clínico com o histopatológico seria apenas uma constatação laboratorial, que não avalia o potencial de recuperação da polpa e não permite prever se a lesão pulpar é reversível ou irreversível.

Estrela e colaboradores,[6] avaliando a dor e testes de vitalidade para o diagnóstico da inflamação pulpar, afirmaram que, diante das inúmeras dificuldades para o correto estabelecimento do diagnóstico clínico, as características da dor, o teste de vitalidade e o exame radiográfico não são precisos ao determinar processos reversíveis ou irreversíveis da polpa dentária inflamada. Desse modo, as características de processos reversíveis ou irreversíveis deveriam estar englobadas no prognóstico, e não no diagnóstico. A inflamação pulpar é um processo reversível cujos objetivos essenciais são eliminar o agente agressor e promover o reparo tecidual. Estabelecer o diagnóstico de uma polpa inflamada é fácil, o difícil é avaliar com precisão a extensão do processo inflamatório por meio das características clínicas da dor e das respostas aos testes de vitalidade.[9-14]

ATENÇÃO

A dor é um sintoma clínico importante no contexto do diagnóstico, mas não permite estabelecer com precisão a extensão da inflamação pulpar e as possibilidades de reparação.[4, 5, 9, 10, 14]

As características clínicas da dor que podem ocorrer entre agressão pulpar responsável pela formação de dentina terciária, hiperemia pulpar e inflamação não são exatas. A intensidade e a duração da agressão, associadas com a resistência pulpar, sinalizam os vários tipos de doenças pulpares. Considerando-se o conceito e os objetivos da inflamação (eliminar os agentes agressores e promover o processo de cura), ela é considerada um processo reversível. Contudo, alguns fatores de ordem anatômica da cavidade pulpar podem modificar essa resposta inflamatória, como presença de cavidade fechada ou aberta e evidência radiográfica de rizogênese completa ou incompleta. Esses fatores influenciam as alterações vasculares no âmbito pulpar.[4, 5]

A queixa de dor pulpar nas diferentes situações clínicas apresenta distintas características quanto ao aparecimento (espontâneo ou provocado), à duração (longa ou curta), à frequência (contínua ou intermitente), à localização (localizada ou difusa) e à intensidade (severa, moderada ou leve), porém não esclarece as verdadeiras condições histopatológicas da polpa dentária.

A análise da dor pulpar com vistas ao êxito no tratamento deve ser orientada com base nos requisitos da estruturação clínica do diagnóstico, que se compõe de anamnese, exame clínico, exame de vitalidade pulpar e exame radiográfico. Desse modo, são necessários conhecimentos sobre as características clínicas da dor verificadas durante a anamnese (localização, condições de aparecimento, duração, frequência, intensidade), as alterações físicas do dente obtidas por meio de exame clínico (cavidade aberta ou fechada) e as respostas pulpares fornecidas pelos estímulos térmicos (exame de vitalidade pulpar). Os sinais e sintomas presentes durante o exame semiológico pulpar permitem a obtenção de uma hipótese de diagnóstico clínico. Sabe-se, todavia, que as evidências clínicas não apresentam correlações com os achados microscópicos das alterações pulpares.

DIAGNÓSTICO: O diagnóstico da dor pulpar deve ser realizado com base em evidências clínicas, sinais e sintomas, tais como características biofísicas do dente (sinais que denotam a cavidade aberta ou fechada, característicos de polpa exposta e ausência de exposição pulpar, respectivamente); sintomatologia apresentada (presença ou ausência de dor/aparecimento da dor – provocada ou espontânea); exame de vitalidade pulpar (resposta positiva sugere presença de polpa viva; resposta negativa sugere presença de necrose pulpar). Na impossibilidade da inspeção direta da polpa dentária, os recursos semiotécnicos permitem alcançar o diagnóstico provável da dor pulpar (uma hipótese de diagnóstico). Dessa forma, o diagnóstico apoia-se unicamente na análise de sinais e sintomas clínicos do paciente, sem correlação com possíveis eventos histopatológicos (apenas pressupondo-se suas ocorrências), aumentando assim as chances de um maior percentual de acerto.

Estrela e colaboradores[3] determinaram os fatores clínicos e de diagnóstico associado à dor de origem odontogênica. Foram selecionados 1.765 pacientes que buscaram tratamento para dor odontogênica no Serviço de Urgência da Faculdade de Odontologia da Universidade Federal de Goiás. Os critérios de inclusão foram dor de origem pulpar ou periapical antes do tratamento dentário (mínimo de 6 meses depois da última consulta odontológica), e os critérios de exclusão foram dentes com anomalias de desenvolvimento e falta de informações ou registros incompletos. Avaliações clínicas e radiográficas foram realizadas para a obtenção das características clínicas de dor, incluindo origem, duração, frequência e localização da dor; testes de palpação, percussão e vitalidade pulpar; aspectos radiográficos; diagnóstico endodôntico e características dos dentes.

O diagnóstico endodôntico de dor de origem pulpar mais frequente nesse estudo foi pulpite sintomática (28,3%), seguido por pulpalgia hiper-reativa (14,4%). No caso de dor de origem periapical, o diagnóstico mais frequente foi periodontite apical sintomática infecciosa (26,4%). A análise de regressão revelou que câmaras pulpares fechadas e cáries estavam altamente associadas à dor pulpar; já a presença de câmara pulpar aberta estava associada à dor periapical.

Uma característica clínica muito variável é a intensidade da dor, descrita com muita subjetividade e relacionada não apenas ao envolvimento patológico e ao limiar de dor do paciente, mas também à emotividade e ao aspecto psicológico. Esse sintoma normalmente tem expressividade quando o profissional, além de ouvi-lo, sabe interpretá-lo, associando-o ao possível quadro patológico.[3,4]

As características clínicas da dor pulpar cujo aparecimento foi provocado apresentam respostas condizentes com hipersensibilidade dentinária ou alterações pulpares potencialmente reversíveis (hiperemia). Considerando semelhantes as condições dos sintomas dessas situações clínicas (dores provocadas) e as respostas aos exames de vitalidade pulpar (positivas), o exame clínico favorece uma hipótese clínica de alteração pulpar. A melhor opção para o diagnóstico clínico seria a denominação de pulpalgia hiper-reativa.[3,4]

Nas características clínicas de dor pulpar decorrente de hiper-reação, tanto na hipersensibilidade dentinária quanto em quadros de hiperemia ("pulpite reversível"), observa-se dor provocada de curta duração e localizada, que responde positivamente ao exame de vitalidade pulpar. É oportuno lembrar que historicamente a inflamação tem sido considerada aguda e/ou crônica, dependendo da persistência da lesão, das características do exsudato e/ou infiltrado, da sintomatologia e da natureza da resposta inflamatória. O diagnóstico clínico de pulpite sintomática, verificado em situações de dor pulpar presente em cavidade fechada, com aparecimento espontâneo e teste de vitalidade pulpar positivo, é o que melhor se enquadra a esta condição patológica. Todavia, deve-se admitir a hipótese de pulpite com ausência de sintomatologia, em cavidade fechada.

A pulpite assintomática está associada a situações de sintoma provocado, geralmente com cavidade aberta (hiperplasia ou ulceração pulpar), cujo exame de vitalidade pulpar mostrou-se pouco efetivo. Nos casos de necrose pulpar, não há relatos de queixa de dor; além disso, o teste de vitalidade pulpar é negativo, e a cavidade pode se apresentar aberta ou fechada. Diante do exposto, o diagnóstico clínico das alterações inflamatórias pulpares deve ser formulado considerando o tratamento, que pode ser feito na polpa dentária ou no canal radicular.

O Quadro 9.3 apresenta as características da cavidade, a sintomatologia e as respostas ao exame de vitalidade presentes nas doenças pulpares, de acordo com a classificação clínica da inflamação pulpar. As Figuras 9.1 e 9.2 evidenciam situações clínicas de pulpite sintomática e assintomática, enquanto a Figura 9.3 ilustra um caso clínico de pulpotomia. A Figura 9.4 exibe os eventos patológicos pulpares e as opções terapêuticas.

Obs.: Considerando um quadro histopatológico, pode-se admitir a hipótese de haver inflamação pulpar com ausência de sintomatologia.

QUADRO 9.3 – CLASSIFICAÇÃO CLÍNICA DA INFLAMAÇÃO DA POLPA DENTÁRIA

Diagnóstico clínico	Características clínicas da cavidade	Sintomatologia (dor)
Pulpalgia hiper-reativa	Cavidade fechada Hiperemia/hipersensibilidade	Sintoma provocado Positiva ao TVP
Pulpite sintomática	Cavidade fechada (inflamação pulpar)	Sintoma espontâneo Positiva ao TVP
Pulpite assintomática	Cavidade aberta Hiperplasia/ulceração pulpar	Sintoma provocado Pouco efetivo ao TVP
Necrose pulpar	Cavidade fechada Cavidade aberta	Ausência de sintomas TVP negativo

TVP, teste de vitalidade pulpar.
Fonte: Estrela.[15]

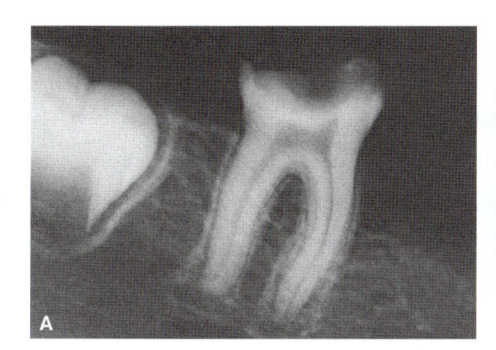

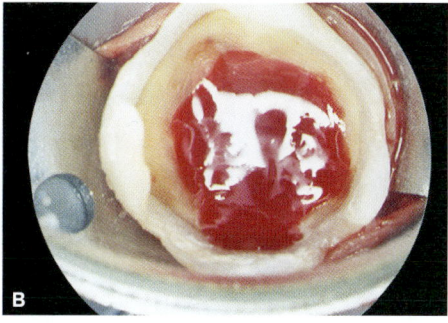

Figura 9.1 — Pulpite sintomática.
Fonte: Estrela.[16]

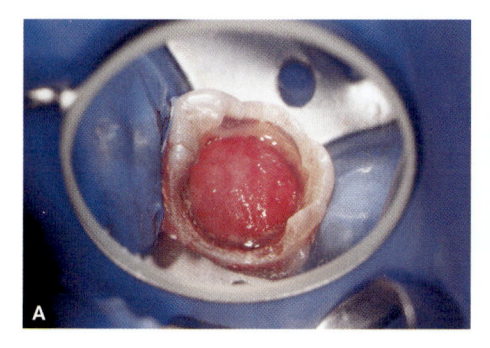

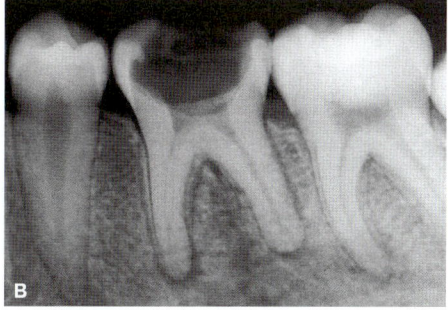

Figura 9.2 — Pulpite assintomática.
Fonte: Estrela.[16]

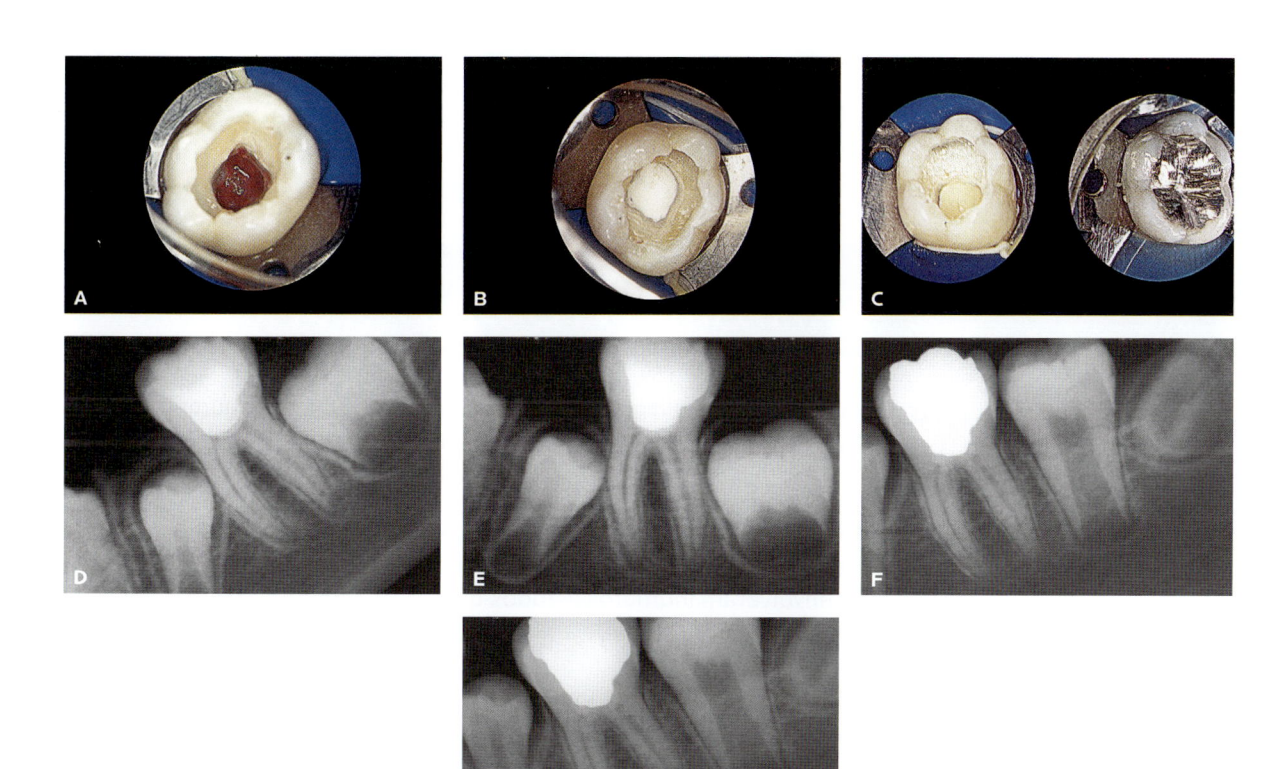

Figura 9.3 — Apresentação de caso clínico de pulpotomia.
Fonte: Estrela.[16]

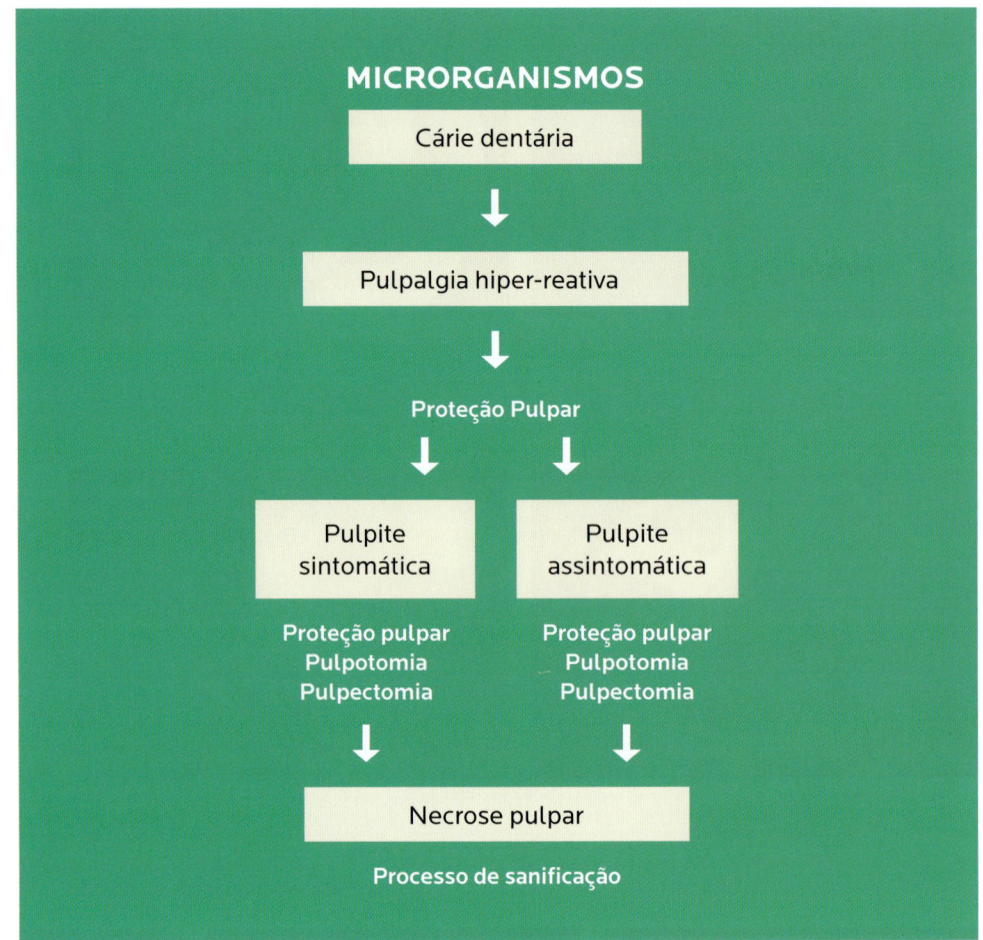

Figura 9.4 — Eventos patológicos pulpares e opções terapêuticas
Fonte: Estrela.[16]

MICRORGANISMOS

Cárie dentária
↓
Pulpalgia hiper-reativa
↓
Proteção Pulpar
↓   ↓
Pulpite sintomática | Pulpite assintomática

Proteção pulpar / Pulpotomia / Pulpectomia | Proteção pulpar / Pulpotomia / Pulpectomia
↓   ↓
Necrose pulpar

Processo de sanificação

TRATAMENTO DA DOR PULPAR

O **tratamento conservador** da polpa dentária inflamada abrange a proteção pulpar direta, a curetagem pulpar e a pulpotomia. A pulpotomia enquadra-se no tratamento conservador, sendo seu objetivo a remoção total da polpa coronária viva, sã ou inflamada, mantendo-se viável a porção radicular. A sequência da técnica é descrita em tópicos no Quadro 9.4. Holland e colaboradores [9, 11-14, 17-21] desenvolveram inúmeros estudos que demonstraram resultados muitos favoráveis quando a técnica de pulpotomia é executada corretamente.

Nos atendimentos ambulatoriais, por impossibilidade de uma segunda sessão ou por insegurança quanto ao correto selamento coronário da cavidade, realiza-se a pulpotomia em sessão única. Neste caso, deixa-se o corticosteroide-antibiótico por 5 minutos sobre o remanescente pulpar e aplica-se, a seguir, a pasta de hidróxido de cálcio, mantendo-se todos os demais cuidados. Entretanto, um maior índice de sucesso é alcançado quando a pulpotomia é realizada em duas sessões. Outra opção conservadora para o dente é a realização da pulpectomia.

LEMBRETE

O tratamento conservador deve ser considerado definitivo, e não provisório

QUADRO 9.4 — SEQUÊNCIA TÉCNICA DA PULPOTOMIA

1. Anestesia, isolamento absoluto e antissepsia do campo operatório.

2. Abertura coronária, com remoção completa do teto da câmara pulpar.

3. Remoção da polpa coronária com curetas de intermediário longo e bem afiadas.

4. Abundante irrigação-aspiração da câmara pulpar com solução fisiológica.

5. Descompressão pulpar por 5 minutos.

6. Irrigação/aspiração com solução fisiológica, secagem com bolinhas de algodão esterilizadas e exame da superfície do remanescente pulpar, que deverá apresentar as características de um tecido com consistência e sangramento vermelho-vivo.

7. Aplicação do corticosteroide-antibiótico (Otosporin®), mantendo uma bolinha de algodão esterilizada embebida nesse medicamento

8. Selamento duplo com guta-percha e ionômero de vidro.

9. Decorridos 2 a 7 dias, remove-se o selamento e o curativo e realiza-se uma farta irrigação com solução fisiológica, retirando-se qualquer coágulo presente.

10. Assenta-se a pasta de hidróxido de cálcio pró-análise com solução fisiológica com uma suave pressão sobre o remanescente pulpar, em uma fina camada adaptada por bolinha de algodão esterilizada. Remove-se o excesso da pasta das paredes laterais e insere-se sobre esse revestimento biológico uma fina camada de cimento de hidróxido de cálcio, com a finalidade de protegê-lo.

11. A seguir, coloca-se ionômero de vidro como base protetora para a restauração ou realiza-se diretamente o selamento coronário, verificando-se o ajuste oclusal.

Fonte: Holland e colaboradores.[9, 11-14, 17-21]

10

Diagnóstico e tratamento da periodontite apical

A inflamação periapical constitui uma resposta biológica de defesa natural que tem como responsáveis vários agentes etiológicos (microbianos, químicos, físicos e outros). O caráter inflamatório e/ou infeccioso envolvido na alteração periapical sinaliza o diagnóstico e a opção terapêutica. A agressão traumática ou infecciosa na polpa dentária produz alterações inflamatórias na região periapical. Quando chegam à região periapical, microrganismos com distintas características (estruturais, metabólicas e patogênicas) estimulam as respostas inflamatória e imunológica.[1]

A inflamação periapical é consequência da extensão da inflamação/infecção pulpar e pode se desenvolver em fase anterior à necrose pulpar. A influência do grau de patogenicidade dos microrganismos (toxinas, enzimas, produtos metabólicos, constituintes celulares, mediadores inflamatórios) e as respostas orgânicas do hospedeiro determinam os diferentes aspectos da periodontite apical. A Figura 10.1 mostra a sequência de eventos patológicos pulpares e periapicais.

Estrela e colaboradores[2] analisaram a acurácia em 1.508 imagens de tomografias computadorizas de feixe cônico (TCFC), radiografias periapicais e panorâmicas na detecção da periodontite apical. As imagens da TCFC apresentaram acurácia superior em comparação com os métodos convencionais. A periodontite apical foi corretamente identificada em 54,5% dos casos com o uso de radiografias periapicais e em 27,8% dos casos com radiografia panorâmica.

A periodontite apical foi corretamente identificada com métodos convencionais quando uma condição grave foi observada (Fig. 10.2).[3] Em outro estudo, Estrela e colaboradores[10] propuseram um novo índice para analisar as lesões periapicais, valendo-se de tomografia periapical de feixe cônico. O índice periapical para TCFC (CBCTPAI) leva em consideração o maior diâmetro das radiolucências periapicais, envolvendo duas variáveis – a expansão da cortical óssea periapical e a destruição óssea periapical (Quadro 10.1). As medidas foram realizadas por meio do programa Planimp®, sendo a referência para o índice o maior diâmetro da lesão.

OBJETIVOS DE APRENDIZAGEM

- Identificar as alterações periapicais
- Analisar as melhores opções terapêuticas para as doenças inflamatórias periapicais

ATENÇÃO

É preciso estar atento às limitações dos aspectos radiográficos observados em exames por imagens bidimensionais.

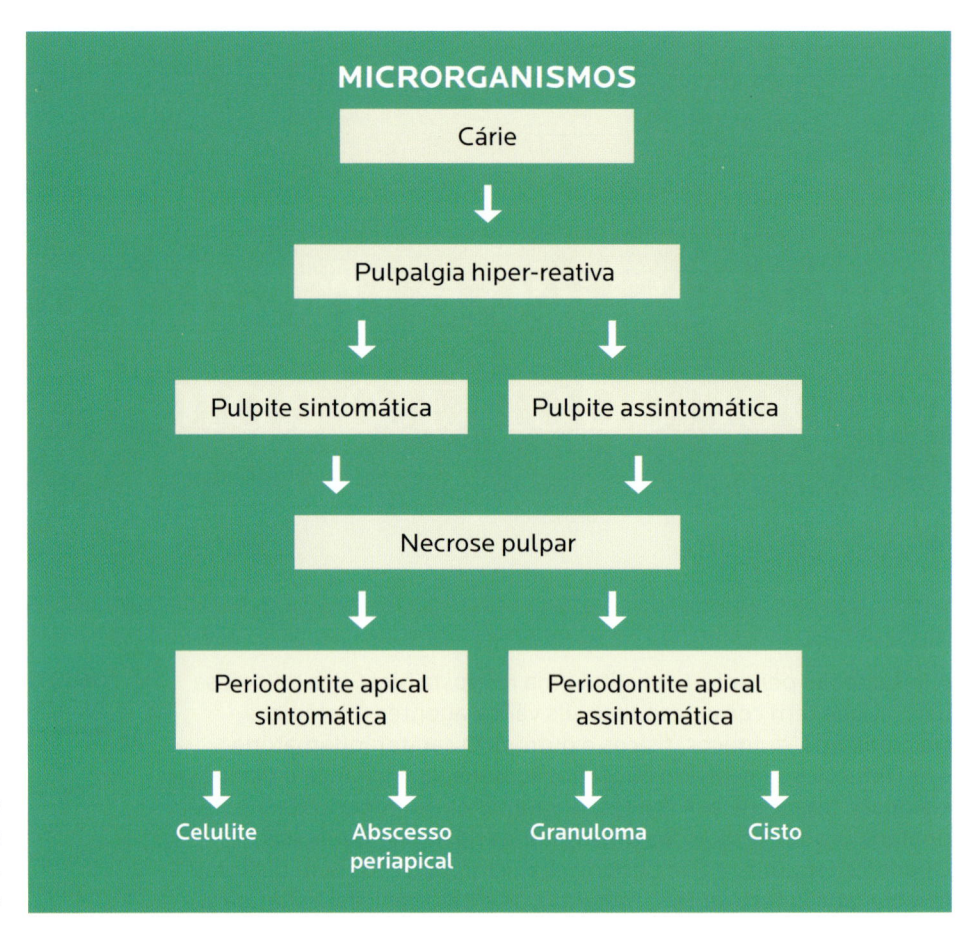

Figura 10.1 — Sequência de eventos patológicos pulpares e periapicais.
Fonte: Estrela.[5]

QUADRO 10.1 — ESCORES DO ÍNDICE PERIAPICAL PARA TOMOGRAFIA COMPUTADORIZADA DE FEIXE CÔNICO (CBCTPAI)[4]

N	Alterações ósseas nas estruturas periapicais
0	Estrutura óssea periapical intacta
1	Diâmetro da radiolucência periapical > 0,5 – 1 mm
2	Diâmetro da radiolucência periapical > 1 – 2 mm
3	Diâmetro da radiolucência periapical > 2 – 4 mm
4	Diâmetro da radiolucência periapical > 4 – 8 mm
5	Diâmetro da radiolucência periapical > 8 mm
n + E	Expansão da cortical óssea periapical
n + D	Destruição óssea periapical

Fonte: Estrela e colaboradores.[4]

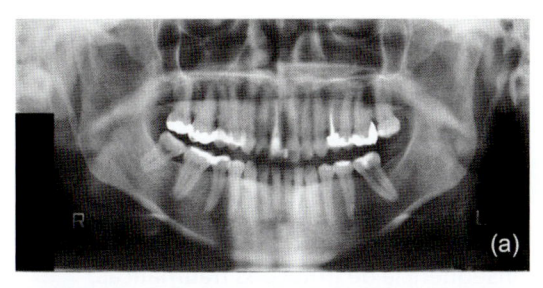

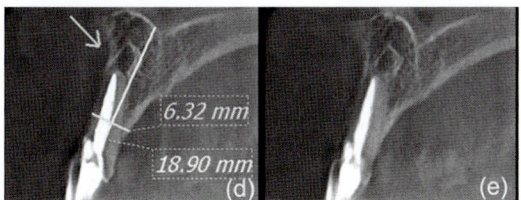

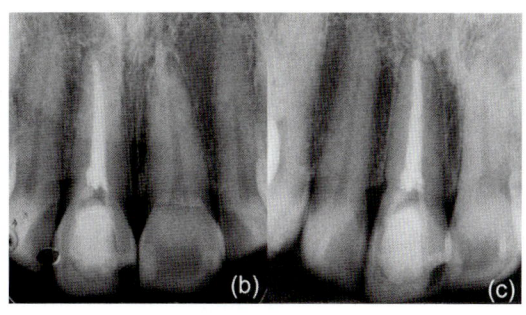

Figura 10.2 — Imagens de radiografias periapical e panorâmica do incisivo central superior direito. A periodontite apical somente pode ser verificada na imagem de TCFC.

Fonte: Estrela e colaboradores.[2]

Deve-se atentar para o fato de que esses microrganismos, além de serem patogênicos aos tecidos periapicais, podem invadir e agredir outras regiões. As infecções odontogênicas podem disseminar-se para espaços faciais, o que torna mais problemáticas as alternativas de tratamento e exige uma maior atenção e cuidado no manejo do paciente. Vários estudos discutiram a etiologia e os fatores clínicos, patológicos e terapêuticos das patologias periapicais.[1-31] A World Health Organization[6] classifica a inflamação periapical em cinco categorias: periodontite apical aguda (K04.4), periodontite apical crônica (K04.5), abscesso periapical sem fístula (K04.7), abscesso periapical com fístula (K04.6) e cisto periapical (K04.8).

O diagnóstico clínico das alterações periapicais deve ser estruturado de acordo com o tratamento. Por conseguinte, o diagnóstico clínico adotado utiliza a classificação clínica,[1] como exibido no Quadro 10.2.

QUADRO 10.2 — CLASSIFICAÇÃO CLÍNICA DAS INFLAMAÇÕES PERIAPICAIS

Classificação clínica das inflamações periapicais

Periodontite apical sintomática	Traumática Infecciosa
Periodontite apical assintomática	Abscesso periapical sem fístula Fase I – Inicial Fase II – Em evolução Fase III – Evoluído
	Abscesso periapical com fístula

PERIODONTITE APICAL SINTOMÁTICA

A periodontite apical sintomática é uma inflamação que ocorre no periodonto apical em consequência de irritações traumáticas, as quais determinam reações inflamatórias e imunológicas.

Essa inflamação, localizada no ligamento periodontal apical, caracteriza-se por reação exsudativa aguda, composta de células polimorfonucleares, leucócitos e algumas células mononucleares dispersas. Além do edema, nessas situações traumáticas ocorrem focos de hemorragia. A dor está presente e é patognomônica, pois a inflamação periapical caracteriza o quadro sintomático até que o osso sofra reabsorção e possa acomodar o edema. Nos casos de infecção com agressão severa, o resultado final pode ser a formação de abscesso periapical.

A periodontite pode ser subdividida em dois grupos: a periodontite apical sintomática de natureza traumática (em que se presume a ausência de microrganismos) e a periodontite apical sintomática de natureza infecciosa (em que se presume a presença de microrganismos). A primeira é observada após o tratamento de dente com polpa vital, e a segunda, em casos de polpa infectada. Em decorrência da caracterização dos fatores etiológicos, não é difícil identificá-las de acordo com essa distinção.

PERIODONTITE APICAL SINTOMÁTICA TRAUMÁTICA

A periodontite apical sintomática traumática é uma manifestação inflamatória que pode ocorrer tanto após a realização de uma restauração em que permanece contato prematuro quanto após a instrumentação e obturação de um dente com vitalidade pulpar. O processo normalmente evolui para a cura com a remoção do agente etiológico.

O aparecimento de dor após o tratamento endodôntico em dentes portadores de vitalidade pulpar decorre da instalação de processo inflamatório no ligamento periodontal. Diferentes fatores etiológicos podem ser responsáveis pela agressão presente, como o ato da pulpectomia, o limite apical de instrumentação, a substância química irrigadora, a medicação intracanal, o material obturador e a técnica de instrumentação. A correta execução das etapas operatórias, dos princípios biológicos e mecânicos do preparo e da obturação do canal radicular favorece o sucesso do tratamento, identificado pela ausência de sintomatologia pós-operatória e por vestígios da reparação tecidual.

A presença de periodontite apical sintomática de origem traumática depende da habilidade profissional, da substância química, do cimento obturador ulizados, do número de sessões realizadas e das condições sistêmicas do paciente.

LEMBRETE

O uso de hipoclorito de sódio 1% associado a EDTA trissódico durante o preparo do canal radicular, bem como o uso de instrumentação atraumática, conduz a reduzidos índices de dor pós-operatória nos tratamentos endodônticos de dentes com vitalidade pulpar.

DIAGNÓSTICO: Algumas características clínicas colaboram para o estabelecimento do diagnóstico da periodontite apical sintomática traumática, entre as quais destacam-se dor posterior ao preparo do canal radicular com polpa vital (inflamada ou sadia); presença de dor à palpação e percussão; sensação de dente extruído após restauração, com dor ao toque; e contato prematuro. O aspecto radiográfico não é um fator determinante, pois o espaço correspondente à membrana periodontal pode variar de normal a um pequeno espessamento.

TRATAMENTO: O tratamento da periodontite apical sintomática traumática normalmente é direcionado à adoção de medida sistêmica, como a prescrição de anti-inflamatório. O agente etiológico decorre de uma agressão química, física ou traumática em situação clínica de vitalidade pulpar.

Quando o tratamento é realizado pelo próprio profissional, em sessão única ou em duas sessões (desde que mantida medicação intracanal à base hidróxido de cálcio) conduzidas de forma bem orientada, aguarda-se o controle pós-operatório da medicação sistêmica prescrita (medicação anti-inflamatória). Quando o tratamento é realizado por outro profissional, em sessão única, avalia-se o tratamento endodôntico. Se ele for considerado satisfatório, é mantido e aguarda-se o efeito da medicação sistêmica (medicação anti-inflamatória).

Caso haja continuidade do processo de dor e/ou dúvida quanto à qualidade do tratamento, opta-se pelo retratamento (esvaziamento do canal, colocação de medicação intracanal) e aguarda-se o desaparecimento da condição sintomática para nova obturação. Nos casos de tratamento em duas sessões, em que não se sabe quais foram as condições do preparo do canal radicular nem a substância química e a medicação intracanal utilizadas, abre-se novamente o dente, esvazia-se o canal radicular, coloca-se medicação (à base de hidróxido de cálcio) e aguarda-se o controle da dor e o efeito da medicação local e sistêmica, para então finalizar tratamento endodôntico.

PERIODONTITE APICAL SINTOMÁTICA INFECCIOSA

A periodontite apical sintomática infecciosa caracteriza-se clinicamente por dor localizada após o preparo de dentes com polpa necrosada, independentemente de tratamento prévio. O aspecto radiográfico é variável, podendo ser normal ou apresentar alargamento do espaço correspondente à membrana periodontal e rarefação óssea periapical. O quadro clínico de periodontite apical sintomática infecciosa está muito próximo ao do de abscesso periapical sem fístula na fase inicial. O limite entre um e outro muitas vezes parece impreciso, porém microscopicamente observa-se no abscesso periapical a presença de coleção purulenta, o que pode implicar edema e mobilidade dentária nesse quadro.

A periodontite apical assintomática pode sofrer indução à exacerbação sintomática por aumento da virulência de microrganismos ou diminuição das defesas orgânicas. Essa exacerbação pode ser notada pela extrusão, pelo forame apical, de bactérias e seus subprodutos, de raspas dentinárias contaminadas e de certas medicações.

LEMBRETE

Uma baixa na resistência orgânica do hospedeiro pode favorecer o início do processo infeccioso sintomático.

A dor proveniente da infecção periapical, após exacerbação aguda ao tratamento de processo inflamatório crônico e assintomático, põe em risco a reputação do profissional responsável. Nessas situações, a lesão inflamatória crônica pode estar adaptada ao irritante, e, quando o tratamento é realizado, novos agentes agressores (microrganismos, dentina infectada, medicamentos, soluções irrigadoras, proteínas teciduais alteradas quimicamente) podem introduzir-se na lesão, promovendo uma reação violenta e uma consequente alteração de adaptação local.

A exteriorização de uma fase assintomática subclínica é imprevisível. Por esse motivo, o paciente deve sempre ser esclarecido e informado sobre um possível quadro de pós-operatório sintomático, impossível de prever.

CONDUTA TERAPÊUTICA: A completa limpeza e a modelagem do canal radicular na primeira sessão representa uma boa opção terapêutica para a eliminação do agente agressor responsável pela dor, ainda que também possa ocorrer quadro indesejável de dor.

O adequado esvaziamento de canal radicular com necrose pulpar na primeira sessão reduz as chances de exacerbação aguda. A eliminação da microbiota endodôntica presente, com a remoção de vários fatores de virulência bacteriana (endotoxinas, substratos, possíveis interações desses microrganismos), constitui uma conduta muito promissora, decorrente da própria limpeza e sanificação do canal radicular infectado. Outro ponto favorável é o combate local e direto aos microrganismos ali sediados por meio da ação de substâncias químicas (hipoclorito de sódio, hidróxido de cálcio), em razão de seu efeito antimicrobiano, da ação biológica e, ainda, por atuar como selador temporário (preenchimento físico do canal radicular, como se observa com a pasta de hidróxido de cálcio).

A manutenção do dente fechado só pode contribuir para o controle de possível reinfecção, conduzindo de maneira absoluta a consequências desagradáveis. Assim, essas medidas locais e a possível adoção de procedimentos gerais, como o emprego de medicação sistêmica, contribuem de forma eficaz para os resultados do pós-operatório de dentes sintomáticos com necrose pulpar cujos canais radiculares são instrumentados na primeira sessão.

Quanto à seleção da medicação intracanal, o hidróxido de cálcio tem sido a melhor opção, em virtude de suas excelentes propriedades antimicrobianas (inativação de enzimas bacterianas) e biológicas (ativação de enzimas teciduais).[7] Porém, existem situações em que a impossibilidade de ampliação do canal radicular impede sua colocação. Em outras ocasiões, pode haver até impedimento da adoção de medidas locais, como no abscesso periapical sem fístula (na presença de trismo). Deve-se entender que esse tipo de tratamento ocorre em caráter de urgência, como uma ação especial para o alívio da dor e o controle da infecção odontogênica.

TRATAMENTO: O tratamento da periodontite apical sintomática infecciosa pode ser estabelecido com base em duas condições de aparecimento: fase prévia assintomática ou sintomática.

Na primeira situação, há uma fase prévia que se apresenta assintomática (necrose pulpar ou periodontite apical assintomática), e o desencadeamento da periodontite apical sintomática infecciosa ocorre durante o tratamento. No tratamento endodôntico inicial foi realizado o processo de sanificação, com esvaziamento do canal radicular até o vértice apical radiográfico, preparo do canal 1 mm aquém, colocação da medicação intracanal (hidróxido de cálcio) e selamento coronário. Quando o paciente retorna com quadro álgico (dor no dente em tratamento), devem-se avaliar as condutas realizadas e, na certeza de ter obedecido todos os procedimentos condizentes com a moderna terapêutica endodôntica, realizados pelo mesmo profissional, mantém-se o dente fechado e prescreve-se medicação sistêmica, analgésico e antibiótico. Caso persista o quadro sintomatológico, abre-se o dente, esvazia-se o canal radicular, avalia-se a presença ou ausência de exsudato e coloca-se novamente a medicação intracanal (hidróxido de cálcio), mantendo o dente fechado. O emprego do hidróxido de cálcio fica condicionado ao alargamento do canal radicular, o que nem sempre possível.

Na segunda situação, o paciente procura atendimento de urgência com sintomatologia, e o diagnóstico é periodontite apical sintomática infecciosa (com quadro de dor já instalado). No quadro anterior, o tratamento prévio foi feito pelo próprio profissional. Nesta situação, o paciente chegou com infecção e dor, ou foi previamente atendido por outro profissional e chegou ao novo atendimento com queixa de dor. Deve-se abrir o dente e promover seu esvaziamento associado à realização do processo de sanificação. Pode ou não haver exsudato, sendo isso pouco comum nessa fase. Deve-se esvaziar o canal radicular até o instrumento de n° 20 (nos molares) ou até o de n° 25 (nos dentes anteriores). Caso sejam acrescentados mais 2 ou 3 instrumentos de calibres superiores, praticamente conclui-se o preparo do canal radicular (sempre que possível, deve-se optar pela conclusão). Ao término, quando viável, coloca-se a medicação intracanal (hidróxido de cálcio) e mantém-se o dente fechado. Como medida sistêmica, prescrevem-se antibiótico e analgésico. Caso o quadro álgico se mantenha, repete-se a conduta de abrir o dente e avaliá-lo após novo esvaziamento.

Pode-se ainda realizar, se possível, uma coleta para análise microbiológica. As medidas sistêmicas são mantidas, com a prescrição de antimicrobiano e analgésico. É fundamental considerar sempre a especificidade do microrganismo, o espectro de ação do antibiótico administrado e a resistência orgânica. Algumas doenças de ordem geral favorecem a manutenção do quadro inflamatório/infeccioso, sendo necessários investigação, diagnóstico e também tratamento ou encaminhamento do paciente para tratamento, favorecendo, assim, a resolução do problema.

Alguns locais de atendimento de saúde pública não apresentam condições materiais e profissionais especializados para intervir localmente. Nesses casos, apenas as medidas gerais (ou sistêmicas) podem ser adotadas; ou simplesmente o dente é aberto para possível alívio da dor ou para drenagem do abscesso. Contudo, é evidente que, se houver possibilidade, a terapêutica ideal (mais efetiva) deve ser sempre a primeira opção.

O emprego de medicação intracanal é uma questão complexa. Quando não se conclui o preparo do canal, ou sua ampliação não é suficiente para a adequada colocação da medicação intracanal, os efeitos desejados não serão obtidos, uma vez que a medicação não entrará em contato ou não preencherá todo o canal. O importante nessa intervenção local de urgências é o esvaziamento do canal, neutralizando os agentes agressores.

Nas condições que envolvem dor e se caracterizam pela necessidade de atendimento de urgência, o paciente jamais deve receber um tratamento paliativo. Quando o profissional não dispuser de tempo suficiente ou habilidade, deve encaminhar o paciente para outro profissional que seja capaz de realizar o tratamento.

PERIODONTITE APICAL ASSINTOMÁTICA

A periodontite apical assintomática caracteriza-se por inflamação crônica, de longa duração. Essa alteração muitas vezes é denominada clinicamente, de forma equivocada, como granuloma ou cisto periapical. O meio seguro para diferenciar o granuloma do cisto periapical é por meio de exame histopatológico (análise microscópica).

DIAGNÓSTICO: O diagnóstico da periodontite apical assintomática caracteriza-se por alteração inflamatória periapical sem sintomatologia e cavidade aberta ou fechada, associada ou não a cárie dentária e teste de vitalidade negativo. O aspecto radiográfico varia de um pequeno alargamento do espaço da membrana periodontal à reabsorção da lâmina dura e do osso periapical. Mesmo quando houver tratamento endodôntico, ausência de sintomatologia e presença de rarefação periapical, o diagnóstico sugestivo é periodontite apical assintomática.

CONDUTA TERAPÊUTICA: A opção terapêutica inclui esvaziamento e alargamento do canal radicular, sanificação, irrigação com hipoclorito de sódio e pasta de hidróxido de cálcio como medicação intracanal. Em uma segunda sessão, remove-se a medicação intracanal e obtura-se o dente.

ABSCESSO PERIAPICAL SEM FÍSTULA

O abscesso periapical sem fístula é uma alteração inflamatória periapical associada à coleção purulenta, composta por desintegração tecidual e caracterizada pela presença de exsudato. Essa alteração aparece quando ocorre uma baixa da resistência orgânica do hospedeiro, concomitante ao aumento do número e da virulência dos microrganismos, denotando a intensidade do processo inflamatório. O conhecimento da microbiota do abscesso periapical mostra-se importante quando é necessário instituir um tratamento local e sistêmico.

Os **fatores etiológicos** responsáveis pelo aparecimento do abscesso periapical estão comumente envolvidos com microrganismos que, pela evolução da cárie dentária, resultaram na infecção pulpar, a qual posteriormente evolui para periodontite apical infecciosa. Outras manobras durante o preparo do canal radicular de dentes com necrose pulpar podem conduzir microrganismos para essa região, com aumento de seu número e virulência, facilitado pelas interações microbianas e pela baixa da resistência orgânica. Da mesma maneira, a periodontite apical assintomática pode sofrer novo agudecimento e caminhar para o abscesso periapical.

Os **aspectos clínicos** característicos do abcesso periapical incluem presença de dor intensa e localizada, dor à palpação e à percussão e mobilidade dentária. O acúmulo de exsudato no espaço do ligamento periodontal promove a compressão da lâmina dura, determinando a extrusão dentária e a compressão de fibras nervosas, além da ação de vários mediadores, intensificando o quadro de dor. O grau de tumefação é variável, dependendo da extensão, da evolução e da difusão do abscesso. Além de dor e edema, podem aparecer febre e debilidade. O abscesso periapical pode ser avaliado em três diferentes fases de evolução (inicial, em evolução e evoluído), o que caracteriza melhor o diagnóstico e favorece o tratamento.

ABSCESSO PERIAPICAL SEM FÍSTULA (FASE INICIAL)

As características clínicas e radiográficas do abscesso em fase inicial são dor intensa, espontânea, pulsátil, contínua e localizada; dor à palpação apical e à percussão; sensação de dente crescido e resposta negativa ao exame de vitalidade pulpar. Considerando que a coleção purulenta está confinada ao espaço do ligamento periodontal, promovendo compressão do ápice dentário e da lâmina dura alveolar, é comum a mobilidade dentária. O aspecto radiográfico de destruição periapical é pouco evidente, variando da normalidade ao aumento do espaço do ligamento periodontal.
A conduta terapêutica adotada nessa fase inicial é dividida em local e sistêmica.

Novamente, deve-se ressaltar que as condutas nessa situação clínica são especiais e de urgência para o alívio da dor e o controle do processo infeccioso. Nem sempre a oportunidade permite a melhor opção de tratamento local, o que impõe um controle geral (sistêmico) (Quadro 10.3).

QUADRO 10.3 – TERAPÊUTICA LOCAL E SISTÊMICA (FASE 1)

1. Anestesia, isolamento absoluto e profilaxia do campo operatório. Nos casos em que a anestesia não surtir efeito, a abertura coronária pode ser realizada pelo profissional, mantendo-se o dente o mais firme possível, apoiando-o com os dedos. O paciente relata alívio de dor no momento da abertura ou do alargamento foraminal seguido de drenagem.

2. Alívio oclusal.

3. Abertura coronária.

4. Farta irrigação-aspiração com hipoclorito de sódio de 1 a 2,5%.

5. Esvaziamento do conteúdo do canal radicular, com consequente processo de sanificação, auxiliado por instrumento de calibre fino e hipoclorito de sódio a 1%. O forame apical é ampliado até a lima de no 20-25 (tipo K-File), dependendo do dente, sendo ultrapassado em 1 mm.

6. Com mais dois ou três instrumentos, pode-se concluir o preparo do canal. Uma vez feito isso, mais efetivo será o processo de sanificação e mais fácil será a inserção da medicação intracanal. Concluído o preparo do canal radicular, retoma-se o último instrumento utilizado no esvaziamento e procede-se à recapitulação. Em alguns casos, por causa do grau de dor, mobilidade e incômodo, bem como pela resistência do paciente, essa conduta é praticamente impossível.

7. Com esses procedimentos, analisa-se a ocorrência ou não de drenagem. Quando presente, muitas vezes é desprezível.

8. Nos casos em que ocorre drenagem, é comum o alívio da dor de imediato. Independentemente do afloramento do exsudato, desde que o canal radicular esteja seco, é conveniente que o dente permaneça fechado e com medicação intracanal.

9. Com a terapêutica local descrita, presume-se que o problema não esteja mais situado no âmbito do canal radicular, o que exige o emprego de terapêutica sistêmica, com antimicrobiano e analgésico.

10. Deve-se dar atenção especial e constante ao paciente até o término de todo o quadro de urgência.

ABSCESSO PERIAPICAL SEM FÍSTULA (EM EVOLUÇÃO)

As características clínico-radiográficas do abscesso em evolução englobam dor espontânea (com menor intensidade que na fase inicial), pulsátil e localizada; edema evidente sem ponto de flutuação e aumento volumétrico da área agredida; e resposta negativa ao exame de vitalidade pulpar. O aspecto radiográfico, apesar de não ser apreciável, em algumas situações caracteriza-se pelo alargamento do espaço periodontal apical. A coleção purulenta atravessa a lâmina dura alveolar e invade os espaços medulares (trabéculas ósseas), alcançando a região de subperiósteo. Podem-se observar situações de inflamação com edema sem formação momentânea da coleção purulenta, promovendo tumefação e assimetria facial.

Em alguns casos de abscesso em evolução, à medida que aumenta o edema facial, diminui a sintomatologia. Nessa fase, algumas características clínicas devem ser bem analisadas, entre as quais: consistência do edema (encapsulado, duro), tratamento prévio com antibiótico e interrupção (mas não involuído), trismo e febre. Deve-se considerar essa fase como uma das mais críticas dos abscessos, exigindo a vigilância segura e constante do paciente, principalmente quando ocorre febre (Quadro 10.4).

ABSCESSO PERIAPICAL SEM FÍSTULA (EVOLUÍDO)

As características clínico-radiográficas do abscesso evoluído, caracterizando o estágio final, abrangem dor espontânea (com menor intensidade que na fase inicial), pulsátil e localizada; edema evidente com ponto de flutuação e aumento volumétrico da área agredida; e resposta negativa ao exame de vitalidade pulpar. A área de tumefação mostra certa consistência, porém cede com pouca resistência (local da coleção purulenta).

O aspecto radiográfico, apesar de não ser apreciável, em algumas situações caracteriza alargamento do espaço periodontal apical e rarefação óssea periapical difusa. A coleção purulenta atravessa a lâmina dura alveolar, invade os espaços medulares (trabéculas ósseas), vence a região de subperiósteo e instala-se na região submucosa. Tumefação e assimetria facial são comumentemente observadas; além disso, a região se mostra avermelhada. É comum o paciente apresentar debilidade e até febre (Quadro 10.5).

ABSCESSO PERIAPICAL COM FÍSTULA

O abscesso periapical com fístula pode se desenvolver a partir da periodontite apical sintomática (aguda) infecciosa, da periodontite apical assintomática (crônica) e do abscesso periapical sem fístula, originários do processo de infecção do canal radicular. Esse abscesso pode ser caracterizado como um processo inflamatório crônico proliferativo, com foco de supuração localizado próximo à região periapical, com nutrição proveniente do canal radicular com polpa necrosada. A população celular é representada por neutrófilos, linfócitos, plasmócitos e macrófagos. A quantidade de células mononucleares é sempre maior que no processo de natureza aguda.

Nessa fase crônica, o abscesso mostra áreas de reabsorção óssea variando do aspecto difuso ao circunscrito, podendo ser mapeado radiograficamente com introdução de cone de guta-percha através da fístula, o que possibilita identificar o ápice dentário responsável pela infecção. O processo é assintomático, e o correto tratamento endodôntico normalmente é suficiente para eliminar esse quadro. Evidentemente, não se pode descartar as lesões refratárias.

QUADRO 10.4 — TERAPÊUTICA LOCAL E SISTÊMICA (FASE 2)

1.	Anestesia, isolamento absoluto e profilaxia do campo operatório.
2.	Alívio oclusal.
3.	Abertura coronária.
4.	Farta irrigação-aspiração com hipoclorito de sódio de 1 a 2,5%.
5.	Esvaziamento do conteúdo do canal radicular, com consequente processo de sanificação auxiliado por instrumento de calibre fino e hipoclorito de sódio a 1%. O forame apical é ampliado até a lima de nº 20-25 (tipo K-File), dependendo do dente, sendo ultrapassado em 1 mm.
6.	Com a ampliação do forame apical e a ultrapassagem em 1 mm da lima, espera-se a drenagem, porém esta nem sempre ocorre via canal. Muitas vezes a drenagem é discreta ou ausente, da mesma forma que no abscesso periapical em fase inicial.
7.	Analisa-se a presença ou ausência de drenagem do abscesso via canal, sendo difícil sua eliminação via forame apical. Nas situações em que houver drenagem, o processo caminha mais rapidamente para a involução. É conveniente que, entre as sessões, o dente permaneça fechado, preferencialmente com medicação intracanal.
8.	Algumas situações podem estar associadas nesse momento do abscesso, requerendo vigilância especial e constante, como em casos de debilidade, febre, presença de trismo e abscesso encapsulado (lenhoso), em que o paciente foi submetido a terapêutica prévia com antibiótico. No caso do trismo, as medidas locais são difíceis de serem executadas, porém deve-se aplicar bolsa de água morna na região, bochecho com água morna e sal, medicação sistêmica com anti-inflamatório (relaxante muscular) e antibiótico. Para o paciente com abscesso endurecido (lenhoso) em que foi feita medicação antibiótica prévia, realizam-se as medidas locais descritas anteriormente, quando possível, acrescidas da prescrição de anti-inflamatório e antibiótico. O emprego do antimicrobiano visa alterar o curso do processo infeccioso. O paciente em estado febril merece cuidado especial, requerendo controle da febre (antitérmico) e antibioticoterapia. A tentativa de drenagem cirúrgica nessa fase é complicada e dolorida quando não se acha o foco da coleção purulenta.
9.	Deve-se dar atenção especial e assistência completa ao paciente até o término de todo o quadro de urgência.

QUADRO 10.5 — TERAPÊUTICA LOCAL E SISTÊMICA (FASE 3)

1. Anestesia, isolamento absoluto e profilaxia do campo operatório.

2. Alívio oclusal.

3. Abertura coronária.

4. Farta irrigação-aspiração com hipoclorito de sódio de 1 a 2,5%.

5. Esvaziamento do conteúdo do canal radicular, com consequente processo de sanificação auxiliado por instrumento de calibre fino e hipoclorito de sódio a 1%. O forame é ampliado até a lima de nº 20-25 (tipo K-File), dependendo do dente, sendo ultrapassado em 1 mm.

6. Com a ampliação do forame apical e a ultrapassagem em 1 mm da lima, nem sempre ocorre drenagem via canal. Muitas vezes esta é discreta, da mesma forma que no abscesso periapical em fase inicial. É difícil a coleção purulenta retornar completamente para a drenagem via canal radicular.

7. A dor é perturbadora e constante, sendo necessária, o mais rapidamente possível, a abertura de um trajeto para a drenagem do pus formado. É preciso prover um cuidado especial ao paciente em estado febril com debilidade avançada.

8. Nesse momento, estabelece-se a drenagem intrabucal, próximo à região do dente, e o ponto de flutuação. De posse de um bisturi sobre o ponto de flutuação, realiza-se a incisão na superfície e, com tesoura de ponta fina, faz-se a divulsão, atingindo a área de necrose e pus e permitindo o seu extravasamento. Pode-se ainda pressionar a região edemaciada com compressa de gaze, favorecendo maior drenagem. A drenagem extrabucal, feita com bisturi na região de flutuação da pele, deve ser direcionada acompanhando as linhas anatômicas, evitando, assim, a formação de futura cicatriz. Uma vez determinada a drenagem da coleção purulenta, prepara-se um dreno, favorecendo a manutenção da abertura da incisão, mantendo-se a drenagem por um período maior. Esse dreno pode ser feito com uma parte do próprio lençol de borracha, em forma de T, mantido por um período médio de 48 a 72 horas.

9. A área da incisão pode ser protegida com a aplicação de pomada antisséptica (Hipoglós®), auxiliando no controle microbiano e na fácil remoção do dreno e da gaze protetora.

10. Como medida sistêmica, é importante a utilização de anti-inflamatório e antibiótico.

11. Deve-se dar atenção especial e assistência completa ao paciente até o término de todo o quadro de urgência.

A fístula pode representar uma via de entrada de microrganismos da cavidade bucal para os tecidos internos, especialmente fungos. Fratura vertical, fratura radicular por pressão de retentor intrarradicular, envolvimento endoperiodontal e infecções secundárias são situações comuns de presença de fístula, cujo tratamento deve ser muito bem orientado e conduzido.

LEMBRETE

O tratamento de dentes com fístula por falha no tratamento endodôntico inicial não deve ser considerado um caso simples e de fácil resolução.

OSTEÍTE CONDENSANTE

O grau de virulência dos microrganismos, associado à resistência do hospedeiro, determina o tipo de lesão periapical. A agressão de pequena intensidade e longa duração pode determinar uma inflamação periapical crônica, denominada osteíte condensante. Entre as características geralmente encontradas, observa-se a síntese excessiva de osso periapical, localizada ao redor dos ápices dentários, o que demonstra, pelo aspecto radiográfico, aumento da densidade óssea (opacidade e evidência acentuada das trabéculas ósseas, circunscrita por osteoblastos em atividade), ao invés da transparência do osso reabsorvido. O sinal patognomônico é a área radiopaca circunscrita à volta de uma ou de todas as raízes do dente. Clinicamente, o dente está assintomático e, após o tratamento endodôntico, as alterações radiopacas costumam voltar ao normal.

A Figura 10.3 mostra aspectos clínicos e radiográficos característicos de abscesso periapical sem fístula.

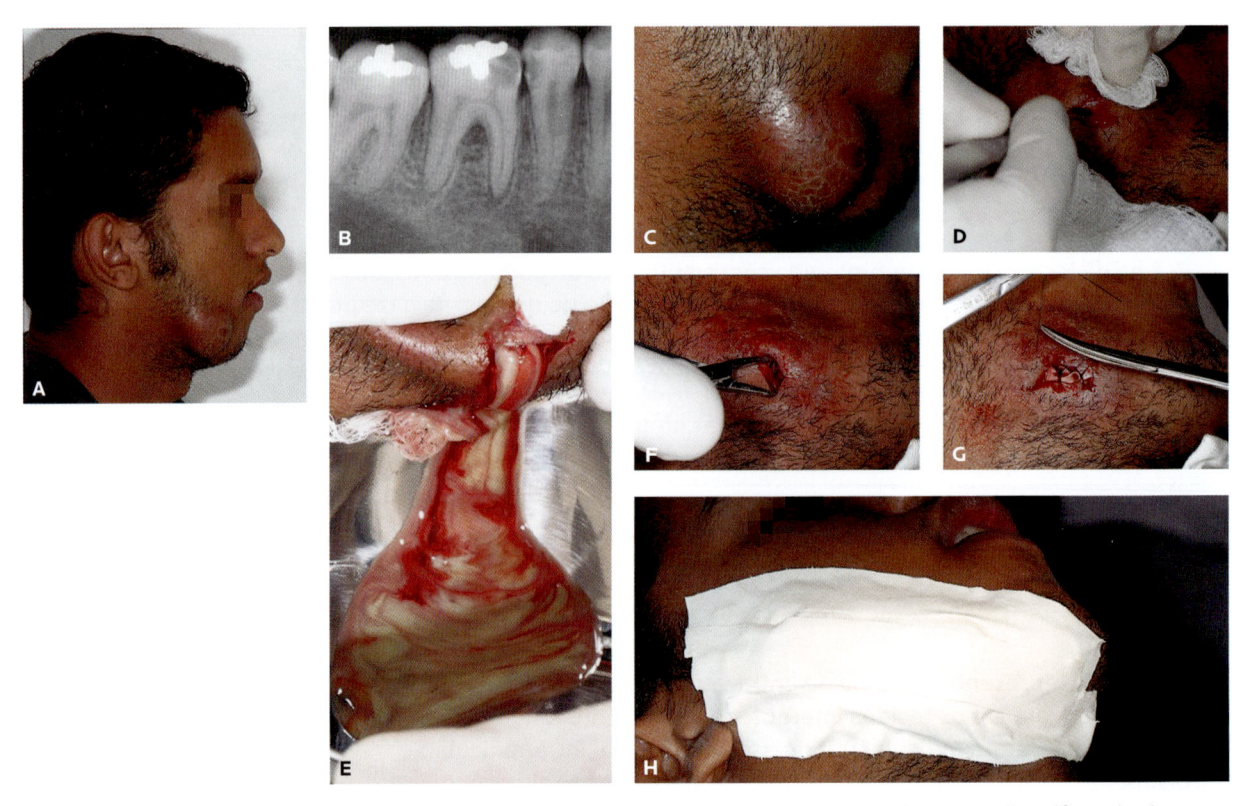

Figura 10.3 — Imagens clínicas e radiográficas de abscesso.
Fonte: Estrela e Bueno.[1]

Referências

Capítulo 1 - Planejamento endodôntico

1. Estrela C, Bueno MR. Epidemiology and therapy of apical periodontitis. In: Estrela C. Endodontic science. 2nd ed. São Paulo: Artes Médicas; 2009. p. 348-420.
2. Bueno MR, Estrela C. Cone beam computed tomography in endodontic diagnosis. In: Estrela C. Endodontic science. 2nd ed. São Paulo: Artes Médicas; 2009. p. 119-54.
3. Holland R, Souza V. O problema do diagnóstico clínico e indicação de tratamento da polpa dental inflamada. Rev Ass Paul Cir Dent. 1970;24(5):188-93.
4. Arai Y, Tammisalo E, Iwai K, Hashimoto K, Shinoda K. Development of a compact computed tomographic apparatus for dental use. Dentomaxillofac Radiol. 1999;28(4):245-8.
5. Bender IB. Factors influencing the radiographic appearance of bone lesions. J Endod. 1982;8:161-70.
6. Cotton TP, Geisler TM, Holden DT, Schwartz SA, Schindler WG. Endodontic applications of cone-beam volumetric tomography. J Endod. 2007;33(9):1121-32.
7. Estrela C, Bueno MR, Leles CR, Azevedo B, Azevedo JR. Accuracy of cone beam computed tomography and panoramic and periapical radiography for detection of apical periodontitis. J Endod. 2008;34(3):273-9.
8. Estrela CRA, Estrela C. Endodontic infection control. In: Estrela C. Endodontic science. 2nd ed. São Paulo: Artes Médicas; 2009. p. 495-530.
9. Mozzo P, Procacci C, Taccoci A, Martini PT, Andreis IA. A new volumetric CT machine for dental imaging based on the cone-beam technique: preliminary results. Eur Radiol. 1998;8(9):1558-64.
10. Nair PNR. Biology and pathology of apical periodontitis. In: Estrela C. Endodontic science. 2nd ed. São Paulo: Artes Médicas; 2009. p. 285-347.
11. Pécora JD, Estrela C. Challenges of root canal preparation. In: Estrela C. Endodontic science. 2nd ed. São Paulo: Artes Médicas; 2009. p. 571-90.
12. Ruiz LF, Mendonça JA, Estrela C. Inter-relações entre a endodontia e a periodontia. In: Estrela C, Figueiredo JAP. Endodontia: princípios biológicos e mecânicos. São Paulo: Artes Médicas, 1999. p. 248-91.
13. Estrela C. Endodontic science. 2nd ed. São Paulo: Artes Médicas; 2009.

Capítulo 2 - Preparo coronário e esvaziamento do canal radicular

1. Estrela C, Sydney GB, Figueiredo JAP. Root canal preparation. In: Estrela C. Endodontic science. 2nd ed. São Paulo: Artes Médicas; 2009. p. 609-56.
2. Sydney GB, Estrela C. A systematic review of efficacy of niquel-titanium instruments on shaping of curve root canal In: Estrela C. Endodontic science. 2nd ed. São Paulo: Artes Médicas; 2009. p. 657-84.
3. Burns RC, Buchanan SL. Tooth morphology and access openings. In: Cohen S, Burns RC. Pathways of the pulp. 5th ed. St. Louis: Mosby; 1991.
4. De Deus QD. Frequency, location, and direction of the lateral, secondary, and accessory canals. J Endod. 1975;1(11):361-6.
5. Estrela C, Pécora JD, Decúrcio RA, Toledo AM. internal anatomy and coronal preparation. In: Estrela C. Endodontic science. 2nd ed. São Paulo: Artes Médicas; 2009. p. 531-70.
6. Hess WR. Zur anatomie der wurzelkanale des menschlichen gebisses mit berucksichtigung der feinern verzweigungen am foramen apicale. Zürich: Buchdruckerei Berichthaus; 1917.
7. Ingle JI, Taintor JF. Endodontia. 3. ed. Rio de Janeiro: Guanabara; 1989.
8. Lopes HP, Elias CN. Fracture of engine-driven NiTi endodontic instruments: theoretical and practical concepts. In: Estrela C. Endodontic science. 2nd ed. São Paulo: Artes Médicas; 2009. p. 685-96.
9. Lopes HP, Siqueira-Jr JF. Endodontia: biologia e técnica. Rio de Janeiro: Medsi; 1999.
10. Marshall FJ, Papin J. A crown-down pressureless preparation root canal enlargement technique. Technique Manual. Oregon Health Sciences University. Oregon: Portland; 1980.
11. 10. Paiva JG, Antoniazzi JH. Endodontia: bases para a prática clínica. 2. ed. Artes Médicas: São Paulo; 1988.
12. Pécora JD, Estrela C. Challenges of root canal preparation. In: Estrela C. Endodontic science. 2nd ed. São Paulo: Artes Médicas; 2009. p. 571-590.

13. Pucci FM, Reig R. Conductos radiculares: anatomia, patologia y terapia. Montevideo: Casa A. Barreiro y Ramos; 1945.
14. Schilder H. Cleaning and shaping the root canal. Dent Clin N Amer. 1974;18(2):269-96.
15. Vertucci FJ. Root canal morphology and its relationship to endodontic procedures. Endod Topics. 2005;10(1):3-29.
16. Wu MK, Wesselink PR. A primary observation on the preparation and obturation of oval canals. Int Endod J. 2001;34(2):137-41.
17. Estrela C. Endodontic science. 2nd ed. São Paulo: Artes Médicas; 2009.
18. Estrela C. Ciência endodôntica. São Paulo: Artes Médicas; 2004.

Capítulo 3 - Irrigante endodôntico

1. Berbert A, Bramante C, Bernadineli N. Irrigações em endodontia. In: Berbert A, Bramante C, Bernadineli N. Endodontia prática. São Paulo: Sarvier; 1980.
2. Estrela C, Pécora JD. Root canal irrigants. In: Estrela C. Endodontic science. 2nd ed. São Paulo: Artes Médicas; 2009. p. 697-744.
3. Grossman LI. Irrigation of root canals. J Am Dent Assoc. 1943;30:1915-7.
4. Lopes HP, Siqueira Jr JF. Endodontia: biologia e técnica. Rio de Janeiro: Medsi; 1999.
5. Zehnder M. Root canal irrigants. J Endod. 2006;32(5):389-98.
6. Pécora JD, Souza-Neto MD, Estrela C. Soluções auxiliares do preparo do canal radicular. In: Estrela C, Figueiredo JAP. Endodontia: princípios biológicos e mecânicos. São Paulo: Artes Médicas; 1999. p. 553-69.
7. Estrela C. Endodontic science. 2nd ed. São Paulo: Artes Médicas; 2009.
8. Ostby NB. Chelation in root canal therapy. Ethylenediamine tetracetic acid for cleasing and widening of root canals. Odontol Tids. 1957;65(2):3-11.
9. Estrela C, Estrela CRA, Barbin EL, Spanó JC, Marchesan MA, Pécora JD. Mechanism of action of sodium hypochlorite. Braz Dent J. 2002;13(2):113-7.
10. Barbin LE, Saquy PC, Guedes DF, Sousa-Neto MD, Estrela C, Pécora JD. Determination of para-chloroaniline and reactive oxygen species in chlorhexidine and chlorhexidine associated with calcium hydroxide. J Endod. 2008;34(12):1508-14.
11. Estrela C, Sydney GB, Bammann LL, Felippe-Júnior O. Mechanism of the action of calcium and hydroxyl ions of calcium hydroxide on tissue and bacteria. Braz Dent J 1995;6(2):85-90.
12. Estrela C. Ciência endodôntica. São Paulo: Artes Médicas; 2004.
13. Denton GW. Chlorhexedine. In: Block SS, editor. Disinfection, sterilization and preservation. 4th ed. Philadelphia: Lea & Febiger; 1991. p. 274-89.
14. Hugo WB, Longworth AR. Some aspects of the mode of action of chlorhexidine. J Pharmacol 1964;16(10):655-62.
15. Jenkins S, Addy M, Wade W. The mechanism of action of chlorhexidine. J Clin Periodontol. 1988;15(7):415-24.
16. Estrela C, Sousa-Neto MD, Alves DRS, Alencar AHG, Santos TO, Pécora JD. A preliminary study of the antibacterial potential of cetylpyridinium chloride in root canals infected by E. faecalis. Braz Dent J. 2012;23(6):645-53.
17. Buck RA, Cai J, Eleaser PD, Staat RH, Hurst HE. Detoxification of endotoxin by endodontic irrigants and calcium hydroxide. J Endod. 2001;27(5):325-7.
18. Estrela C, Holland R, Bernabé PFE, Souza V, Estrela CRA. Antimicrobial potential of medicaments used in healing process in dogs' teeth with apical periodontitis. Braz Dent J. 2004;15(3):181-5.
19. Estrela C, Silva JA, de Alencar AH, Leles CR, Decurcio DA. Efficacy of sodium hypochlorite and chlorhexidine against Enterococcus faecalis: a systematic review. J Appl Oral Sci. 2008;16(6):364-8.
20. Holland R, Soares IJ, Soares IM. Influence of irrigation and intracanal dressing on the healing process of dogs' teeth with apical periodontitis. Endod Dent Traumatol. 1992;8(6):223-29.
21. Costa CAS. Teste de biocompatibilidade dos materiais odontológicos. In: Estrela C. Metodologia científica: ensino e pesquisa em odontologia. São Paulo: Artes Médicas; 2001. p. 161-94.
22. Saquy PC, Maia-Campos GM, Souza-Neto MD, Guimarães LF, Pécora JD. Evaluation of chelating action of EDTA in association with Dakin's solutions. Braz Dent J. 1994;5(1):65-70.
23. Byström A, Sundqvist G. Bacteriologic evaluation of the effects of 0,5% sodium hypochlorite in endodontic therapy. Oral Surg Oral Med Oral Pathol. 1983; 55(3):307-12.
24. Cunninghan WT, Joseph SW. Effect of temperature on the bactericidal action of sodium hypochlorite endodontic irrigant. Oral Surg Oral Med Oral Pathol. 1980;50(6):569-71.
25. Rolla G, Melsen B. On the mechanism of the plaque inhibition by chlorhexidine. J Dent Res. 1975;54:57-62.
26. Gomes BPFA, Ferraz CCR, Vianna ME, Berber VB, Teixeira FB, Souza-Filho FJ. In vitro antimicrobial activity of several concentrations of sodium hypochlorite and chlorhexidine gluconate in the elimination of Enterococcus faecalis. Int Endod J. 2001;34(6):424-28.

Capítulo 4 - Medicação intracanal

1. Estrela C, Holland R. Calcium Hydroxide. In: Estrela C. Endodontic science. 2nd ed. São Paulo: Artes Médicas; 2009. p. 745-822.
2. Estrela C, Holland R. Calcium hydroxide: study based on scientific evidences. J Appl Oral Sci. 2003;11(4):269-83.
3. Holland R. Processo de reparo da polpa dental após pulpotomia e proteção com hidróxido de cálcio (tese). Araçatuba: Faculdade de odontologia, Universidade Estadual Paulista; 1966.
4. Hermann BW. Calciumhydroxyd als mittel zurn behandel und füllen vonxahnwurzelkanälen [thesis]. Würzburg: [s. n.]; 1920.
5. Holland R, Otoboni-Filho JA, Souza V, Mello W, Nery MJ, Bernabé PFE, et al. Calcium hydroxide and corticosteroid-antibiotic association as dressings in cases of biopulpectomy. A comparative study in dogs' teeth. Braz Dent J. 1998;9(2):67-76.
6. Holland R, Otoboni-Filho JA, Souza V, Nery MJ, Bernabé PFE, Dezan-Jr E. A comparison of one versus two appointment endodontic therapy in dogs' teeth with apical periodontitis. J Endod. 2003;29(2):121-25.
7. Holland R, Otoboni-Filho JA, Souza V, Nery MJ, Bernabé PFE, Dezan-Jr E. Tratamiento endodôntico en una o en dos visitas. Estudio histológico en dientes de perros con lesión periapical. Endodoncia. 2003;21(1):20-7.
8. Estrela C. Análise química de pastas de hidróxido de cálcio, frente à liberação de íons de cálcio, de íons hidroxila e ação do carbonato de cálcio na presença de tecido conjuntivo de cão [tese]. São Paulo: Faculdade de Odontologia da Universidade de São Paulo; 1994.
9. Evans M, Davies JK, Sundqvist G, Fidgor D. Mechanism involved in the resistance of Enterococcus faecalis to calcium hydroxide. Int Endod J. 2002;35(3):221-8.

10. Thompson SW, Hunt RD. Selected histochemical and histopathological methods. Florida: Charles C Thomas; 1966.

11. Estrela C. Eficácia antimicrobiana de pastas de hidróxido de cálcio [tese]. Ribeirão Preto: Faculdade de Odontologia da Universidade de São Paulo; 1997.

12. Estrela C. Ciência endodôntica. São Paulo: Artes Médicas; 2004.

13. Seux D, Couble ML, Hartman DJ, Gauthier JP, Magloire H. Odontoblast like cytodifferentation of human pulp cells in vitro in the presence of a calcium hydroxide contamining cement. Archs Oral Biol. 1991;36(2):117-28.

14. Heitersay GS. Calcium hydroxide in the treatment of pulpless teeth with associated pathology. J Brith Endod Soc. 1975;8(2):74-93.

15. Safavi KE, Nakayama TA. Influence of mixing vehicle on dissociation of calcium hydroxide in solution. J Endod. 2000;26(11):649-51.

16. Estrela C, Pécora JD, Sousa-Neto MD, Estrela CRA, Bammann LL. Effect of vehicle on antimicrobial properties of calcium hydroxide paste. Braz Dent J. 1999;10(2):63-72.

17. Bammann LL, Estrela C. Aspectos microbiológicos em Endodontia. In: Estrela C, Figueiredo JAP. Endodontia: princípios biológicos e mecânicos. São Paulo: Artes Médicas; 1999. p. 167-89.

18. Burnett GW, Schuster GS. Microbiologia oral e doenças infecciosas. Buenos Aires: Panamericana; 1982. p. 31-70.

19. Nisengard RJ, Newman MG. Oral microbiology and immunology. 2nd ed. Philadelphia: Sauders; 1994.

20. Tortora GJ, Funke BR, Case CL. Microbiology. 6. ed. Menlo park. California: Benjamin Cummings; 1997.

21. Neidhart FC, Ingraham JL, Schaechter M. Physiology of the bacterial cell: a molecular approach. Massachusetts: Sinaver; 1990. p. 226-46.

22. Slots J, Taubman MA. Contemporary oral microbiology and immunology. [S. l.]: Mosby; 1992.

23. Nerwich A, Figdor D, Messer HH. pH changes in root dentin over a 4-week period following root canal dressing with calcium hydroxide. J Endod. 1993;19(6):302-6.

24. Nolte WA. Oral microbiology. 4th ed. London: Mosby; 1982.

24. Estrela C, Sydney GB, Bammann LL, Felippe Jr O. Mechanism of the action of calcium and hydroxyl ions of calcium hydroxide on tissue and bacteria. Braz Dent J. 1995;6(2):85-90.

25. Putnam RW. Intracellular pH regulation. In: Sperelakis N, editor. Cell physiology source book. San Diego: Academic; 1995. p. 212-29.

26. Seltzer S, Bender IB. A polpa dental. 2. ed. Rio de Janeiro: Labor; 1979.

27. Kodukula PS, Prakasam TBS, Anthonisen AC. Role of pH in biological wastewater treatment process. In: Bazin MJ, Prosser JI. Physiological models in microbiology. Florida: CRC; 1988. p. 113-34.

28. Bazin MJ, Prosser JI. Physiological models in microbiology. Flórida: CRC; 1988.

29. Lehninger AL. Princípios de bioquímica. 2. ed. São Paulo: Sarvier; 1986.

30. Rubin E, Farber JL. Patologia. Rio de Janeiro: Interlivros; 1990. p. 2-30.

31. Estrela C, Pimenta FC, Ito IY, Bammann LL. In vitro determination of direct antimicrobial effect of calcium hydroxide. J Endod. 1998;24(1):15-7.

31. Safavi KE, Nichols FC. Effect of calcium hydroxide on bacterial lipopolysaccharide. J Endod 1993; 19:76-78.

32. Safavi KE, Nichols FC. Alteration of biological properties of bacterial lipopolysaccharide by calcium hydroxide treatment. J Endod. 1994;20(3):127-9.

33. Nair PNR. Biology and pathology of apical periodontitis. In: Estrela C. Endodontic science. 2nd ed. São Paulo: Artes Médicas; 2009. p. 285-347.

34. Nair PNR, Henry S, Cano V, Vera J. Microbial status of apical root canal system of human mandibular first molars with primary apical periodontitis after one-visit-endodontic treatment. Oral Surg Oral Med Oral Pathol Oral Radiol Endod. 2005;99(2):231-52.

35. Love RM. Enterococcus faecalis: mechanism for its role in endodontic failure. Int Endod J 2001;34(5):399-406.

36. Estrela C. Endodontic science. 2nd ed. São Paulo: Artes Médicas; 2009.

37. Holland R, de Souza V, de Mello W, Nery MJ, Bernabé PF, Otoboni JA Filho. Permeability of the hard tissue bridge formed after pulpotomy with calcium hydroxide: a histologic study. J Am Dent Assoc. 1979;99(3):472-5.

38. Mizuno M, Banzai Y. Calcium ion release from calcium hydroxide stimulated fibronectin gene expression in dental pulp cells and the differentiation of dental pulp cells to mineralized tissue forming cells by fibronectin. Int Endod J. 2008;41(11):933-38.

39. Estrela C, Pimenta FC, Ito IY, Bammann LL. Antimicrobial evaluation of calcium hydroxide in infected dentinal tubules. J Endod. 1999;25(6):416-8.

40. Byström A, Claesson R, Sundqvist G. The antibacterial effect of camphorated paramonochlorophenol, comphorated phenol and calcium hydroxide in the treatment of infected root canals. Endod Dent Traumatol. 1985;1(5):170-5.

41. Costa CAS. Teste de biocompatibilidade dos materiais odontológicos. In: Estrela C. Metodologia científica: ensino e pesquisa em odontologia. São Paulo: Artes Médicas; 2001.

42. Estrela C, Bammann LL, Estrela CRA, Silva RS, Pécora JD. Antmicrobial and chemical study of MTA, portland cement, calcium hydroxide paste, sealapex and dycal. Braz Dent J. 2000;11(1):3-9.

43. Estrela C, Estrela CRA, Barbin EL, Spanó JCE, Marchesan MA, Pécora JD. Mechanism of action of sodium hypochlorite. Braz Dent J. 2002;13(2):113-7.

44. Kakehashi S, Stanley HR, Fitzgerald RJ. The effects of surgical exposures of dental pulps in germ-free and conventional laboratory rats. Oral Surg Oral Med Oral Pathol. 1965;20:340-9.

45. Siqueira JF Jr, Uzeda M. Disinfection by calcium hydroxide pastes of dentinal tubules infected with two obligate and one facultative anaerobic bacteria. J Endod. 1996;22(12):674-6.

46. Sundqvist G, Figdor D, Persson S, Sjögren U. Microbiologic analysis of teeth with failed endodontic treatment and the outcome of conservative re-treatment. Oral Surg Oral Med Oral Pathol. 1998;85(1):86-93.

47. Tronstad L, Andreassen JO, Hasselgren G, Kristerson L, Riis I. pH changes in dental tissues after root canal filling with calcium hydroxide. J Endod. 1981;7(1):17-21.

48. Trope M, Delano O, Ørstavik D. Endodontic treatment of teeth with apical periodontitis: single vs. multivisit treatment. J Endod. 1999;25(5):345-50.

Capítulo 5 - Preparo do canal radicular

1. Debelian G, Sydney GB. BioRace: segurança e eficiência. Rev Odontol Brasil Central. 2009;(18)45:65-67.

2. Estrela C, Figueiredo JAP. Técnica híbrida para preparo de canais radiculares curvos. Rev Odontol Brasil Central. 2001;10(30):14-21.

3. Estrela C, Pesce HF, Stephan IW. Proposição de uma técnica de preparo cervical para canais radiculares curvos. Rev Odontol Brasil Central. 1992; 2(4):21-25.

4. Estrela C, Sydney GB, Figueiredo JAP. Root Canal preparation. In: Estrela C. Endodontic science. 2nd ed. São Paulo: Artes Médicas; 2009. p. 609-56.

5. Gao Y, Peters OA, Wu H, Zhou X. An application framework of three-dimensional reconstruction and measurement for endodontic research. J Endod. 2009;35(2):269-74.

6. Peters OA, Laib A, Ruegsegger P, Barbakow F. Three-dimensional analysis of root canal geometry by high-resolution computed tomography. J Dent Res. 2000;79(6):1405-9.

7. Pécora JD, Estrela C. Challenges of root canal preparation. In: Estrela C. Endodontic science. 2nd ed. São Paulo: Artes Médicas; 2009. p. 571-90.

8. Shovelton DS. The presence and distribution of microorganisms with non-vital teeth. Brit Dent J. 1964;117(3):101-7.

9. Marshall FJ, Papin J. A crown-down presureless preparation root canal enlargement technique. Technique Manual. Oregon: Portland; 1980.

10. Ingle JI, Levine M. The need for uniformity of endodontic instruments, equipment and filling materials. In: Proceedings of the 2nd International Conference of Endodontics; 1958; Philadelphia: University of Pennsylvania; 2002. p. 123-43.

11. Ingle JI. A standardized endodontic technique utilizing newly designed instruments and filling materials. Oral Surg Oral Med Oral Pathol. 1961;14:83-91.

12. Lopes HP, Elias CN. Fracture of engine-driven NiTi endodontic instruments: theoretical and practical concepts In: Estrela C. Endodontic science. 2nd ed. São Paulo: Artes Médicas; 2009. p. 685-96.

13. Estrela C. Ciência endodôntica. São Paulo: Artes Médicas; 2004.

14. Lopes HP, Elias CN, Estrela C, Siqueira JF Jr. Assessment of the apical transportation of root canals using the method of the curvature radius. Braz Dent J. 1998;(1):39-45.

15. Thompson SA. An overview of nickel-titanium alloys used in dentistry. Int Endod J. 2000;33(4):297-310.

16. Lopes HP, Elias CN. Fratura dos instrumentos endodônticos de níquel-titânio acionados a motor: fundamentos teóricos e práticos. Rev Bras Odontol. 2001; 58:207-10.

17. Walia H, Brantley WA, Gerstein H. An initial investigation of the bending and torsional properties of Nitinol root canal files. J Endod. 1988;14(7):346-57.

18. Estrela C. Endodontic science. 2nd ed. São Paulo: Artes Médicas; 2009.

19. Pesce HF, Estrela C, César OVS. Évaluation des variations de la longueur de travail après préparation du tiers coronaire des canaux radiculaires courbes. Rev Française d'Endod. 1994; 13(4):9-12.

20. Ingle JI, Taintor JF. Endodontia. 3. ed. Rio de Janeiro: Guanabara; 1989.

21. Alencar AHG, Dummer PMH, Oliveira HCM, Pécora JD, Estrela C. Procedural errors during root canal preparation using rotary NiTi instruments detected by periapical radiography and cone beam computed tomography. Braz Dent J. 2010; 21(6):543-9.

22. Sydney GB, Estrela C. A systematic review of efficacy of niquel-titanium instruments on shaping of curve root canal In: Estrela C. Endodontic science. 2nd ed. São Paulo: Artes Médicas; 2009. p. 657-84.

23. Alves RAA, Souza JB, Alencar AHG, Pécora JD, Estrela C. (in press). Detection of procedural errors during root canal preparation with stainless steel and nickel-titanium instruments by undergraduate students.

24. Esposito PT, Cunninghan CJ. A comparison of canal preparation with nickel-titanium and stainless steel instruments. J Endod. 1995;21(4):173-6.

25. Estrela C, Bueno MR, Sousa-Neto MD, Pécora JD. Method for determination of root curvature radius using cone-beam computed tomography images. Braz Dent J. 2008; 19(2):114-8.

26. Fava LRG. Ampliação reversa: instrumental e técnicas. Contraste: São Paulo; 1996.

27. Holland R, Souza V, Otoboni-Filho JA, Nery MJ, Bernabé PFE, Mello W. Técnicas mistas de preparo do canal radicular. Rev Paul Cirur Dent. 1991;13(4):17-23.

28. Paiva JG, Antoniazzi JH. Endodontia: bases para a prática clínica. 2. ed. Artes Médicas: São Paulo; 1988. p. 531-88.

29. Pecora JD, Capelli A, Guerisoli DM, Spanó JC, Estrela C. Influence of cervical preflaring on the apical file size determination. Int Endod J. 2005;38(7):430-5.

30. Pécora JD, Capelli A, Seixas FH, Marchesan MA, Guerisoli DMZ. Biomecânica rotatória: realidade ou futuro? Rev Assoc Paul Cir Dent. 2002,56:4-6.

31. Schilder H. Cleaning and shaping the root canal. Dent Clin North Am. 1974; 18(2):269-96.

32. Serene TP, Adams JD, Saxena A. Nickel-titanium instruments: applications in endodontics. St Louis: Ihiyama EuroAmerica; 1995.

33. Sydney GB. Preparo automatizado. In: Feller C, Gorab R. Atualização na clínica odontológica: cursos antagônicos. São Paulo: Artes Médicas; 2000. p. 249-93.

34. Sydney GB. K3: a nova geração de instrumentos de níquel-titânio. J Bras Endod. 2002;3(8):33-8.

Capítulo 6 - Obturação do canal radicular

1. Estrela C, Figueiredo JAP, Souza-Neto MD, Faitaroni LA. Root canal filling and coronal seal. In: Estrela C. Endodontic science. 2nd ed. São Paulo: Artes Médicas; 2009. p. 823-82.

2. Estrela C, Leles CR, Hollanda AC, Moura MS, Pécora JD. Prevalence and risk factors of apical periodontitis in endodontically treated teeth in a selected population of Brazilian adults. Braz Dent J. 2008;19(1):34-9.

3. Holland R, Souza V. Ability of a new calcium hydroxide root canal filling material to induce hard tissue formation. J Endod. 1985;11(12):535-42.

4. Holland R, Otoboni-Filho JA, Souza V, Nery MJ, Bernabé PFE, Dezan E Jr. A comparison of one versus two appointment endodontic therapy in dogs' teeth with apical periodontitis. J Endod. 2003;29(2):121-25.

5. Holland R, Otoboni-Filho JA, Souza V, Nery MJ, Bernabé PFE, Dezan E Jr. Tratamiento endodôntico en una o en dos visitas. Estudio histológico en dientes de perros con lesión periapical. Endodoncia. 2003; 21(1):20-7.

6. Grossman LI. Endodontia prática. Rio de Janeiro: Guanabara Koogan; 1976.

7. Estrela C, Chaves RR, Alencar AHG, Guedes OA, Silva JA. Eficácia da condensação lateral de guta-percha no selamento endodôntico. ROBRAC. 2008;17(43): 56-64.

8. Estrela C. Endodontic science. 2nd ed. São Paulo: Artes Médicas; 2009.

9. Wu MK, Wesselink PR. Endodontic leakage studies reconsidered. Part I. Methodology, application and relevance. Int Endod J. 1993;26(1):37-43.

10. Ray HA, Trope M. Periapical status of endodontically treated teeth in relation to the technical quality of the root filling and the coronal restoration. Int Endontic J. 1995;28(1):12-8.

11. Tronstad L, Asbjornsen K, Dorving L, Pedersen I, Eriksen HM. Influence of coronal restorations on the periapical health of endodontically treated teeth. Endod Dent Traumatol 2000;16(5):218-21.

12. Kersten HW, ten Cate JM, Exterkate RA, Moorer WR, Thoden van Velzen SK. A standardized leakage test with curved root canals in artificial dentine. Int Endod J. 1988;21(3):191-9.

13. American Dental Association. Council on dental materials, instruments and equipment. ANSI/ADA specification n. 57 for endodontic filling materials. J Am Dent Assoc. 1984;108(1):88.

14. Berbert A. Comportamento dos tecidos apicais e periapicais após biopulpectomia e obturação do canal com AH-26, hidróxido de cálcio ou mistura de ambos: estudo histológico em dentes de cães [tese]. Bauru: Faculdade de Odontologia de Bauru; 1978.

15. Estrela C, Morais ALG, Alencar AHG, Guedes OA, Decurcio DA. Influência do cimento obturador no sucesso endodôntico. ROBRAC. 2007;16(42):28-36.

156. Fidel RAS. Estudo das propriedades físico-químicas de alguns cimentos obturadores dos canais radiculares contendo hidróxido de cálcio [tese]. Ribeirão Preto: Faculdade de Odontologia de Ribeirão Preto; 1993.

17. Gutmann JL. Clinical, radiographic and histologic perspectives on success and failure in endodontics. Dent Clin North Am. 1992; 36(2):379-92.

18. Holland R, Murata SS. Obturação de canais radiculares com cimentos à base de hidróxido de cálcio. Rev Ass Paul Cir Dent. 1995;49(3):221-4.

19. Hollanda AC, Estrela CR, Decurcio Dde A, Silva JA, Estrela C. Sealing ability of three commercial resin-based endodontic sealers. Gen Dent. 2009;57(4):368-73.

20. Hollanda AC, de Alencar AH, Estrela CR, Bueno MR, Estrela C. Prevalence of endodontically treated teeth in a Brazilian adult population. Braz Dent J. 2008;19(4):313-7.

21. Ingle JI, Beveridge EE, Glick DH, Weichman JA. Modern endodontic therapy. In: Ingle JI, Bakland LK. Endodontics. 4th ed. Baltimore: Wilians & Wilkins; 1994. p. 3-48.

22. Ingle JI, West JD. Obturation of the Radicular Space. In: Ingle JI, Bakland LK. Endodontics. 4th ed. Baltimore: Wilians & Wilkins; 1994. p. 228-329.

23. Ørstavik D. Physical properties of root canal sealers: measurements of flow, working time, and compressive strenght. Int Endod J. 1983;16(3):99-107.

24. Schilder H. Filling root canals in three dimensions. Dent Clin North Am. 1967;723-44.

25. Tagger M, Tagger E, Kfir A. Release of calcium and hydroxyl ions from set endodontic sealers containing calcium hydroxide. J Endod. 1988;14(12):588-91.

26. Valera MC, Anbinder AL, Leonardo M, Parizoto NA, Kleinke UM. Cimentos endodônticos: análise morfológica imediata e após seis meses utilizando microscopia de força atômica. Pesq Odont Bras. 2000;14(3):199-204.

Capítulo 7 - Retratamento do canal radicular

1. Estrela C, Biffi JCG, Moura MS. Treatment of endodontic failure. In: Estrela C. Endodontic science. 2nd ed. São Paulo: Artes Médicas; 2009. p. 917-52.

2. Bender IB, Seltzer S, Soltanoff W. Endodontic success: a reappraisal of criteria. O Surg O Med O Pathol. 1996; 22(6):780-801.

3. Pereira Junior W, Moura MS, Guedes OA, Decurcio RA, Estrela C. Análise de critérios de sucesso em endodontia e implantodontia. Rev Odontol Bras Central. 2010;19(49):108-18.

4. Estrela C. Ciência endodôntica. São Paulo: Artes Médicas; 2004.

5. Estrela C. Endodontic science. 2nd ed. São Paulo: Artes Médicas; 2009.

6. Stabholz A, Friedman S. Endodontic retreatment: case selection and technique. Part 2: Treatment planning for retreatment. J Endod. 1988;14(12):607-14.

7. Stabholz A, Friedman S, Tanse A. Endodontic failures and retreatment. In: Cohen S, Burns RC. Pathways of the pulp. 6th ed. St Louis: Mosby; 1994. p. 690-728.

8. Nair PNR. Biology and pathology of apical periodontitis. In: Estrela C. Endodontic science. São Paulo: Artes Médicas; 2009. p. 285-348.

9. Vani JR, Fornari VJ, Estrela C. Métodos de remoção de retentores intraradiculares. J Bras Clin Est. 2000;4:70-4.

10. Bramante CM, Berbert A, Bernadineli N, Moraes IG, Garcia RB. Acidentes e complicações no tratamento endodôntico: soluções clínicas. São Paulo: Santos; 2003.

11. Grossman LI. Endodontia prática. 8. ed. Rio de Janeiro: Guanabara Koogan; 1976.

12. Ingle JI, Taintor JF. Endodontia. 3. ed. Rio de Janeiro: Guanabara; 1989.

13. Friedman S, Stabholz A. Endodontic retreatment: case selection and technique. Part 1: criteria for case selection. J Endod. 1986;12(1):28-33.

14. Friedman S, Stabholz A, Tamae A. Endodontic retreatment: case selection and technique. Part 3. Retreatment techniques. J Endod. 1990;16(11):543-9.

15. Oliveira MRS, Biffe JCG, Mota AS, Maniglia CAG. Avaliação da remoção de pinos intra-radiculares pré-fabricados através da técnica ultra-sônica. Rev Ass Paul Cir Dent. 1999;53(5):372-7.

16. Pécora JD, Costa WE, Santos-Filho D, Sarti SJ. Apresentação de um óleo essencial, obtido de Citrus awiantium, eficaz na desintegração do cimento de óxido de zinco eugenol do interior do canal radicular. Odonto. 1992;1(5):130-2.

17. Kaplowitz GJ. Using rectified turpentine oil in endodontic retreatment. J Endod. 1996;22(11):621.

18. Biffi FCG, Souza CJA, Maniglia CAG. Método para a avaliação quantitativa do canal radicular com o auxílio do computador. Rev Ass Paul Cir Dent. 1992;46(6):925-27.

19. Estrela C, Pereira-Júnior W, Guedes OA, Esponda LCA. Diagnosis of endodontic failure. In: Estrela C. Endodontic science. 2nd ed. São Paulo: Artes Médicas; 2009. p. 883-916.

20. Hülsmann M. Removal of fractured instruments using a combined automated/ultrasonic technique. J Endod. 1994;20(3):144-6.

21. Ingle JI. Exitos y fracasos en endodoncia. Rev Ass Odontol Argent. 1962;50(2):67-74.

22. Lopes HP, Araújo-Filho WR. Retratamento endodôntico em dente portador de pino metálico e perfuração radicular. Rev Bras Odontol. 1991; 48(3):38-42.

23. Lopes HP, Estrela C, Rocha NSM, Costa-Filho AS, Siqueira JF Jr. Retentores intra-radiculares: análise radiográfica do comprimento do pino e da condição da obturação do canal radicular. Rev Bras Odontol. 1997;54(5):277-80.

24. Lopes HP, Gahyva SMM. Retratamento endodôntico: avaliação da quantidade apical de resíduos de material obturador após a reinstrumentação. Rev Bras Odontol. 1992;40(3):181-4.

25. Lopes HP, Siqueira JF Jr, Elias CN. Retratamento endodôntico. In: Lopes HP, Siqueira JF Jr. Endodontia: biologia e técnica. Rio de Janeiro: Medsi; 1999. p. 497-538.

26. Mota AS, Biffi JCG, Oliveira MRS, Guimarães CS. Estudo comparativo da força de tração na remoção de pinos pré-fabricados em canais morfologicamente diferentes. Rev ABO Nac. 2000;7(6):364-71.

27. Moura MS, Guedes OA, De Alencar AH, Azevedo BC, Estrela C. Influence of length of root canal obturation on apical periodontitis detected by periapical radiography and cone beam computed tomography. J Endod. 2009;35(6):805-9.

28. Seltzer S. Root canal failures. In: Seltzer S. Endodontology. 2nd ed. Philadelphia: Lea & Febiger; 1988. p. 439-70.

29. Sundqvist G, Figdor D, Persson S, Sjögren U. Microbiologic analysis of teeth with failed endodontic treatment and the outcome of conservative re-treatment. O Surg O Med O Pathol. 1998;85(1):86-93.

Capítulo 8 - Estruturação do diagnóstico endodôntico

1. Estrela C. Dor odontogênica. São Paulo: Artes Médicas; 2001.
2. Estrela C, Estrela CRA. Endodontic diagnosis planning. In: Estrela C. Endodontic science. 2nd ed. São Paulo: Artes Médicas; 2009. p. 81-118.
3. Estrela C, Lopes HP, Resende EV, Alencar AH. Avaliação da dor e de teste de vitalidade para o diagnóstico da inflamação pulpar. ROBRAC. 1995;5(16):4-8.
4. Estrela C, Pesce HF, Silva MT, Fernandes JMA, Silveira HP. Análise da redução da dor pós-tratamento da hipersensibilidade dentinária. ROBRAC. 1996;6(17):4-10.
5. Estrela C, Bueno MR, Leles CR, Azevedo B, Azevedo JR. Accuracy of cone beam computed tomography and panoramic and periapical radiography for detection of apical periodontitis. J Endod. 2008;34(3):273-9.
6. Estrela C, Bueno MR, Alencar AHG, Mattar R, Valladares Neto J, Azevedo BC, et al. Method to evaluate inflammatory root resorption by using cone beam computed tomography. J Endod. 2009;35(11):1491-7.
7. Estrela C, Zina O, Borges AH, Santos ES, Resende EV. Correlação entre o diagnóstico clínico da polpa dental inflamada e o reparo após a pulpotomia. ROBRAC. 1996;6(19):4-8.
8. Okeson JP. Dores orofaciais de Bell. 5. ed. São Paulo: Quintessense; 1998.
9. Filgueiras J, Bevilacqua S, Mello C. Endodontia clínica. Rio de Janeiro: Científica; 1962.
10. Ingle JI, Glick DH. Diagnostico diferencial y tratamiento del dolor dental. In: Ingle JI, Bakland LK. Endodoncia. 4. ed. Mexico: Interamericana; 1996. p. 548-75.
11. Bell WE. Orofacial pains: classifications, diagnosis, management. Chicago: Boca Raton; 1989.
12. Cotton TP, Geisler TM, Holden DT, Schwartz SA, Schindler WG. Endodontic applications of cone-beam volumetric tomography. J Endod. 2007;33(9):1121-32.
14. Estrela C. Ciência endodôntica. São Paulo: Artes Médicas; 2004.
13. Gluskin AH, Cohen S, Brown DC. Emergência em dor orofacial de natureza odontogênica: diagnóstico e tratamento endodôntico. In: Cohen S, Burns RC. Caminhos da polpa. 7. ed. Rio de Janeiro: Guanabara Koogan; 2000.
15. Barletta FB. Considerações em torno do emprego do bastão de neve carbônica na determinação da vitalidade pulpar quanto ao grau de confiabilidade, capacidade refrigerante e possíveis danos às estruturas do esmalte e polpa dentária [dissertação]. São Paulo: Faculdade de Odontologia da Universidade de São Paulo; 1992.
16. Bender IB. Factors influencing the radiographic appearance of bone lesions. J Endod. 1982;8(4):16-70.
17. Mozzo P, Procacci C, Taccoci A, Martini PT, Andreis IA. A new volumetric CT machine for dental imaging based on the cone-beam technique: preliminary results. Eur Radiol. 1998;8(9):1558-64.
18. Bueno MR, Estrela C. Cone beam computed tomography in endodontic diagnosis. In: Estrela C. Endodontic science. 2nd ed. São Paulo: Artes Médicas; 2009. p. 119-54.
19. Tommasi AF. Diagnóstico em patologia bucal. 2. ed. São Paulo: Pancast; 1989.
20. Bellizi R, Hartwell GR, Ingle JI, Georig AC, Neaverth EJ, Marshall FJ, et al. Procedimiento para el diagnóstico. In: Ingle JI, Bakland LK. Endodoncia .4. ed. México: Interamericana; 1996.
21. Beveridge EE, Brown AC. The measurement of human dental intrapulpal pressure and its response to clinical variables. O Surg O Med O Pathol. 1965;19:655-68.
22. Boraks S. Considerações preliminares. In: Boraks S. Diagnóstico bucal. São Paulo: Artes Médicas; 1996.
23. Cohen S, Burns RC. Caminhos da polpa. 7. ed. Rio de Janeiro: Guanabara Koogan; 2000.
24. Eversole LR. Endodontia e dor facial de natureza não odontogênica: síndromes dolorosas dos maxilares que simulam odontalgia. In: Cohen S, Burns RC. Caminhos da polpa. 7. ed. Rio de Janeiro: Guanabara Koogan; 2000.
25. Glick DH. Locating referred pulpal pains. O Surg O Med O Pathol. 1962;15:613-23.
26. Holland R, Souza V. O problema do diagnóstico clínico e indicação de tratamento da polpa dental inflamada. Rev Assoc Paul Cirur Dent. 1970; 24:188-93.
27. Melzack R. The McGrill pain questionnaire: major properties and scoring methods. Pain. 1975;1(3):277-99.
28. Pesce HF. Diagnóstico diferencial das odontalgias. In: Bottino MA, Feller C. Atualização na clínica odontológica: o dia a dia do clínico geral. São Paulo: Artes Médicas; 1992. p. 143-53.

Capítulo 9 - Diagnóstico e tratamento das alterações da polpa dentária

1. Costa CAS, Figueiredo JAP, Hebling J, Estrela C. Pulpal biology. In: Estrela C. Endodontic science. 2nd ed. São Paulo: Artes Médicas; 2009. p. 1-23.
2. Loesche WJ. Cárie dental: uma infecção tratável. Rio de Janeiro: Cultura Médica; 1993.
3. Estrela C, Guedes OA, Silva JA, Leles CR, Estrela CR, Pécora JD. Diagnostic and clinical factors associated with pulpal and periapical pain. Braz Dent J. 2011;22(4):306-11.
4. Estrela C, Holland R. Inflamed dental pulp diagnosis. In: Estrela C. Endodontic science. 2nd ed. São Paulo: Artes Médicas; 2009. p. 155-90.
5. Estrela C, Holland R. Inflamed dental pulp treatment. In: Estrela C. Endodontic science. 2nd ed. São Paulo: Artes Médicas; 2009. p. 191-256.
6. Estrela C, Lopes HP, Resende EV, Alencar AH. Avaliação da dor e de testes de vitalidade para o diagnóstico da inflamação pulpar. ROBRAC. 1995;5(16):4-8.
7. Estrela C, Zina O, Borges AH, Santos ES, Resende EV. Correlação entre o diagnóstico clínico da polpa dental inflamada e o reparo após a pulpotomia. ROBRAC. 1996;6(19):4-8.
8. Bell WE. Orofacial pains: classifications, diagnosis, management. Chicago: Boca Raton; 1989.
9. Holland R, Souza V. Considerações clínicas e biológicas sobre o tratamento endodôntico. I: tratamento endodôntico conservador. Rev Ass Paul Cir Dent. 1977;31:152-62.
10. Aydos JH. Tratamento da polpa dental inflamada. Rev Fac Odontol Porto Alegre. 1985;27:153-71.

11. Holland R. Histochemical response of amputed pulps to calcium hydroxide.
Rev Bras Pesq Med Biol. 1971;4(1-2):83-95.

12. Holland R, Otoboni-Filho JA, Souza V, Nery MJ, Bernabé PFE, Dezan E Jr. Calcium hydroxide and corticosteroid-antibiotic association as dressings in cases of biopulpectomy. A comparative study in dogs' teeth. Braz Dent J. 1998;9(2):67-76.

13. Holland R, Souza V. Ability of a new calcium hydroxide root canal filling material
to induce hard tissue formation. J Endod. 1985;11(12):535-43.

14. Holland R, Souza V. O problema do diagnóstico clínico e indicação de tratamento
da polpa dental inflamada. Rev Ass Paul Cir Dent. 1970;24:188-93.

15. Estrela C. Endodontic science. 2nd ed. São Paulo: Artes Médicas; 2009.

16. Estrela C. Ciência endodôntica. São Paulo: Artes Médicas; 2004.

17. Holland R, Souza V. Quando e como o clínico geral deve realizar o tratamento conservador pulpar. In: Bottino MA, Feller C. Atualização em odontologia clínica.
São Paulo: Artes Médicas; 1984. p. 89-117.

18. Holland R, Souza V. Tratamento conservador da polpa dentária. Ars Curandi. 1975;2:3-17.

19. Holland R, Souza V, Mauro SJ, Dezan Jr E, Otoboni-Filho JA, Bernabé PFE, et al. Comportamento da polpa dental do cão diante da exposição pulpar ou pulpotomia e proteção direta com o sistema All Bond 2. Rev Ciência Odontol. 1998;1(1):75-80.

20. Holland R, Souza V, Nery MJ, Faraco IM Jr, Bernabé PFE, Otoboni JÁ Filho, et al. Reaction of rat connective tissue to implanted dentin tube filled with mineral trioxide aggregate, portland cement or calcium hydroxide. Braz Dent J. 2001;12(1):3-8.

21. Holland R, Souza V, Nery MJ, Otoboni JA Filho, Bernabé PFE, Dezan E Jr. Reaction
of rat connective tissue to implanted dentin tubes filled with mineral trioxide aggregate or calcium hydroxide. J Endod. 1999; 25(3):161-6.

22. Abbot PV, Yu C. A clinical classification of the status of the pulp and the root canal system. Aust Dent J. 2007;52(Suppl 1):S17-31.

23. Beveridge EE, Brown AC. The measurement of human dental intrapulpal pressure and its response to clinical variables. O Surg O Med O Pathol. 1965;19:655-68.

24. Bruno KF, Silva JA, Silva TA, Batista AC, Alencar AH, Estrela C. Characterization of inflammatory cell infiltrate in human dental pulpitis. Int Endod J. 2010;43(11):1013-21.

25. Fantone JC, Ward PA. Inflamação. In: Rubin E, Farber JL. Patologia. Rio de Janeiro: Interlivros; 1990. p. 32-58.

26. Figdor D. Aspects of dentinal and pulpal pain. Pain of dentinal and pulpal origin:
a review for the clinician. Ann Roy Aust Coll Dent Surg. 1994;12:131-42.

27. Filgueiras J, Bevilacqua S, Mello C. Endodontia clínica. Rio de Janeiro: Científica; 1962.

28. Grossman LI. Endodontia prática. 8. ed. Rio de Janeiro: Guanabara Koogan; 1976.

29. Guimarães SAC. Patologia básica da cavidade bucal. Rio de Janeiro: Guanabara Koogan; 1982.

30. Ingle JI, Taintor JF. Endodontia. 3.ed. Rio de Janeiro: Guanabara Koogan; 1989. 737 p.

31. Jaeger B. Diagnostico diferencial y tratamiento del dolor craneofacial. In: Ingle JI, Bakland LK. Endodoncia. 4. ed. México: Interamericana; 1996. p. 5 76-637.

32. Nair PNR. Neural elements in dental pulp and dentin. O Surg O Med O Pathol Oral Radiol Endod. 1995; 80(6):710-9.

33. Okeson JP. Dores orofaciais de Bell. 5. ed. São Paulo: Quintecense; 1998.

34. Pesce HF. Diagnóstico diferencial das odontalgias. In: Bottino MA, Feller C. Atualização na clínica odontológica: o dia a dia do clínico geral. São Paulo: Artes Médicas; 1992. p. 143-53.

35. Seltzer S, Bender IB. Pulpa dental. 3. ed. México: Manual Moderno; 1987.

36. Smulson MH, Hagen JC, Ellens SJ. Patologia pulpoperiapical e considerações imunológicas. In: Weine FS. Tratamento endodôntico. 5. ed. São Paulo: Santos; 1998. p. 166-202.

37. Van Hassel HJ. Physiology of the human dental pulp. O Surg O Med O Pathol. 1971;32(1):126-34.

Capítulo 10 - Diagnóstico e tratamento da periodontite apical

1. Estrela C, Bueno MR. Epidemiology and therapy of apical. In: Estrela C. Endodontic science. 2nd ed. São Paulo: Artes Médicas; 2009. p. 348-420.

2. Estrela C, Bueno MR, Leles CR, Azevedo B, Azevedo JR. Accuracy of cone beam computed tomography and panoramic and periapical radiography for detection of apical periodontitis. J Endod. 2008;34(3):273-9.

3. Estrela C, Holland R. Inflamed dental pulp treatment. In: Estrela C. Endodontic science. 2nd ed. São Paulo: Artes Médicas; 2009. p. 191-256.

4. Estrela C, Bueno MR, Azevedo BC, Azevedo JR, Pécora JD. A new periapical index based on cone beam computed tomography. J Endod. 2008;34(11):1325-31.

5. Estrela C. Ciência endodôntica. São Paulo: Artes Médicas; 2004.

6. World Health Organization. Application of the International Classification of Diseases to dentistry and stomatology. 3rd ed. Geneva: WHO; 1995. p. 66-7.

7. Estrela C, Sydney GB, Bammann LL, Fellipe O Jr. Mechanism of action of calcium and hydroxyl ions of calcium hydroxide on tissue and bacteria. Braz Dent J. 1995;6(2):85-90.

8. Barnett F, Axelrod P, Tronstad L, Slots J, Graziani A, Talbott G. Ciprofloxacin treatment of periapical Pseudomonas aeruginosa infection. Endod Dent Traumatol. 1988;4(3):132-7.

9. Barnett F, Tronstad L. The prevalence of flare-ups following endodontic treatment. J Dent Res. 1989; 68:1253.

10. Baumgartner JC, Huter JW. Endodontic microbiology and treatment of infections. In: Cohen S, Burns RC. Pathways of the pulp. St. Louis: Mosby; 2001.

11. Bhaskar SN. Periapical lesion: types, incidence, and clinical features. Oral Surg O Med O Pathol. 1966;21:657-71.

12. Brook I, Frazier E. Clinical features and aerobic and anaerobic microbiological characteristics of cellulites. Arch Surg. 1995;130(7):786-92.

13. Bueno MR, Estrela C. Cone beam computed tomography in endodontic diagnosis. In: Estrela C. Endodontic science. 2nd ed. São Paulo: Artes Médicas; 2009. p. 119-54.

14. Bueno MR, Estrela C. Differential diagnosis of apical periodontitis. In: Estrela C. Endodontic science. 2nd ed. São Paulo: Artes Médicas; 2009. p. 421-94.

15. Estrela C, César OVS, Sydney GB, Lopes HP, Pesce HF. Incidência de dor frente ao tratamento da inflamação periapical aguda e crônica. Rev Bras Odontol. 1996;53(4):21-5.

16. Estrela C, Guedes OA, Silva JA, Leles CR, Estrela CR, Pécora JD. Diagnostic and clinical factors associated with pulpal and periapical pain. Braz Dent J. 2011;22(4):306-11.

17. Estrela C, Holland R. Inflamed dental pulp diagnosis. In: Estrela C. Endodontic science. 2nd ed. São Paulo: Artes Médicas; 2009. p. 155-90.

18. Gatewood RS, Himel VT, Dorn SO. Treatment of the endodontic emergency: a decade later. J Endod. 1990;16(6):284-91.

19. Gomes BPFA, Lilley JD, Drucker DB. Association of endodontic signs and symptoms with particular combinations of specific bacteria. Int Endod J. 1996;29(2):69-75.

20. Gomes BPFA, Drucker DB, Lilley JD. Associations of specific bacteria with some endodontic signs and symptoms. Int Endod J. 1994;27(6):291-98.

21. Griffee MB, Patterson SS, Miller CH, Kafrawy AH, Newton CW. The relation of Bacteroides melaninogenicus to symptoms associated to pulpal necrosis. O Surg O Med O Pathol. 1980;50(5):457-61.

22. Hashioka K, Yamasaki W, Nakane A, Horiba N, Nakamura H. The relationship between clinical symptoms and anaerobic bacteria from infected root canals. J Endod. 1992;18(11):558-61.

23. Hoshino E, Ando N, Sato M, Kota K. Bacterial invasion of non-exposed dental pulp. Int Endod J. 1992;25(1):2-5.

24. Horiba N, Maekawa Y, Abe Y, Ito M, Matsumoto T, Nakamura H. Correlations between endotoxin and clinical symptoms or radiolucent areas in infected root canals. O Surg O Med O Pathol. 1991;71(4):492-5.

25. Laux M, Abbott P, Pajarola G, Nair PNR. Apical inflammatory root resorption: a correlative radiographic and histological assessment. Inter Endod J. 2000; 33(6):483-93.

26. Leles JLR, Estrela C. Dor como complicação pós-cirúrgica. In: Estrela C. Dor odontogênica. São Paulo: Artes Médicas; 2001. p. 227-42.

27. Maddox DL, Walton RE, Davis CO. Incidence of post treatment endodontic pain related to medicaments an other factors. J Endod. 1977;3(12):447-52.

28. Morse DR, Furst M, Belott R, Lefkowitz R, Spritzer I, Sideman B. Infections flare-ups and serious sequelae following endodontic treatment: a prospective randomizes trial efficacy of antibiotic prophylaxis in cases of asymptomatic pulpal-periapical lesions. O Surg O Med O Pathol. 1987;64(1):96-109.

29. Nair PNR. Biology and pathology of apical periodontitis. In: Estrela C. Endodontic science. 2nd ed. São Paulo: Artes Médicas; 2009. p. 285-347.

30. Chávez de Paz LE, Dahlén G, Molander A, Möller A, Bergenholtz G. Bacteria recovered from teeth with apical periodontitis after antimicrobial endodontic treatment. I Endod J. 2003;36(7):500-8.

31. Yoshida M, Fukushima H, Yamamoto K, Ogawa K, Toda T, Sagawa H. Correlation between clinical symptoms and microorganisms isolated from canals of teeth with periapical pathosis. J Endod. 1987;13(1):24-8.